大展好書　好書大展
品嘗好書　冠群可期

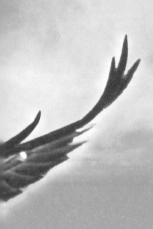

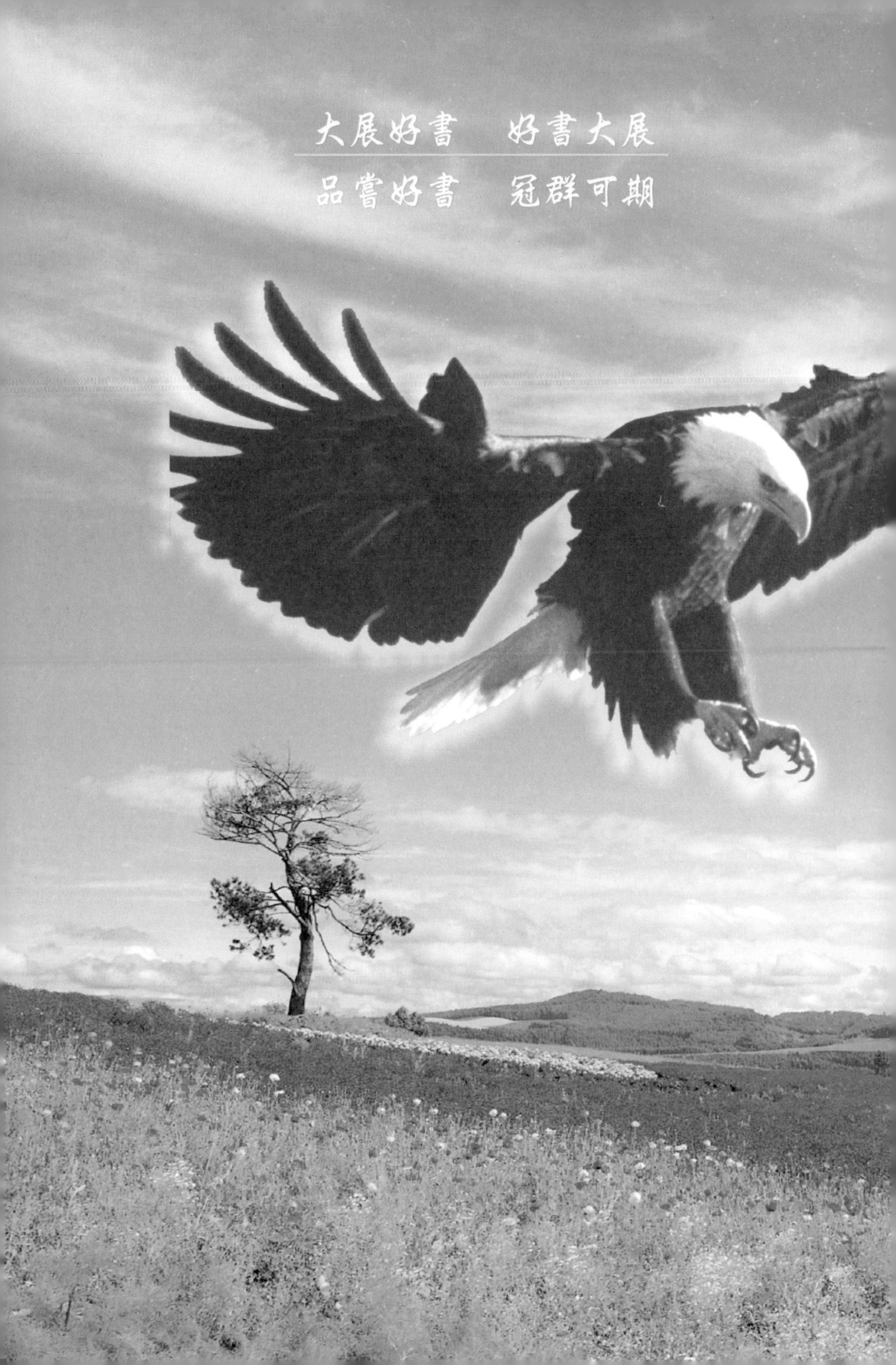
大展好書　好書大展
品嘗好書　冠群可期

快樂健美站 10

防止老化的身體改造訓練

男女都要從35歲開始鍛鍊！

古賀富貴子 等著
林庭語 譯

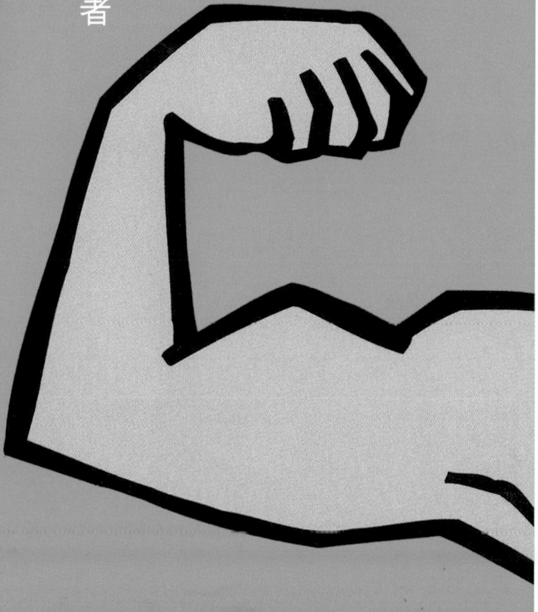

大展出版社有限公司

CONTENTS

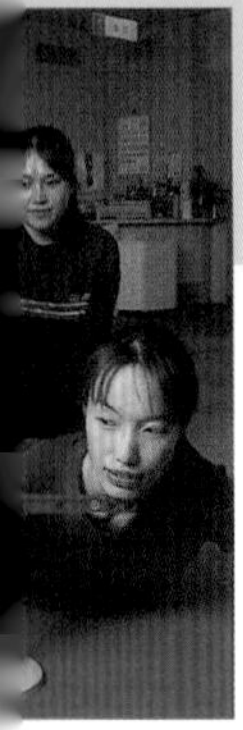

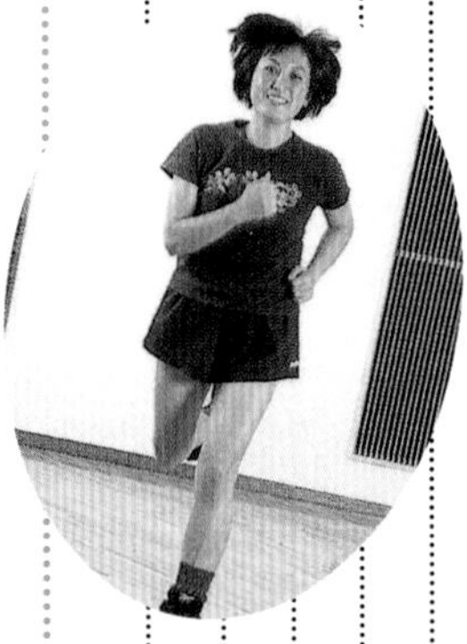

CONTENTS

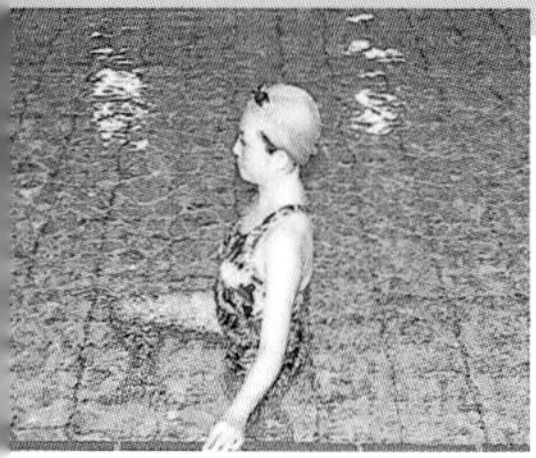

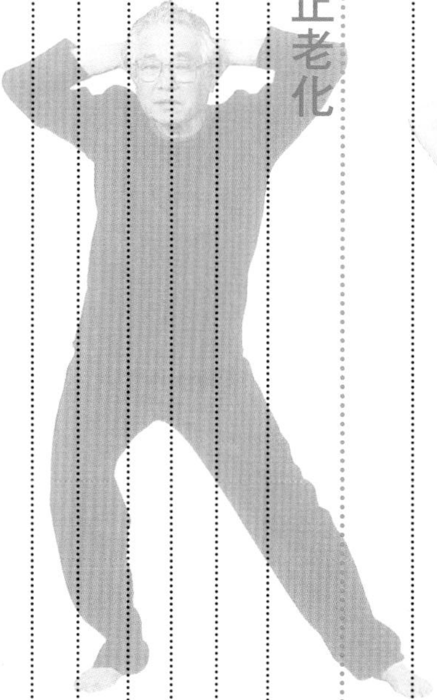

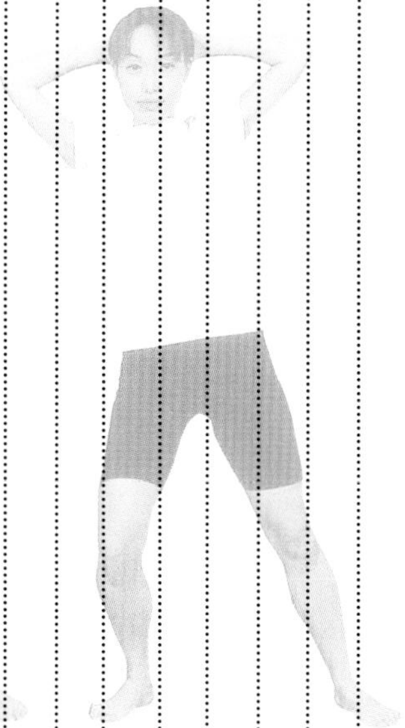

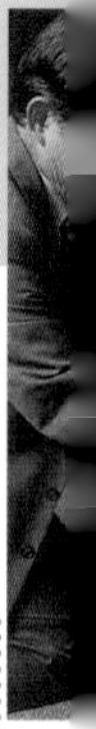

CONTENTS

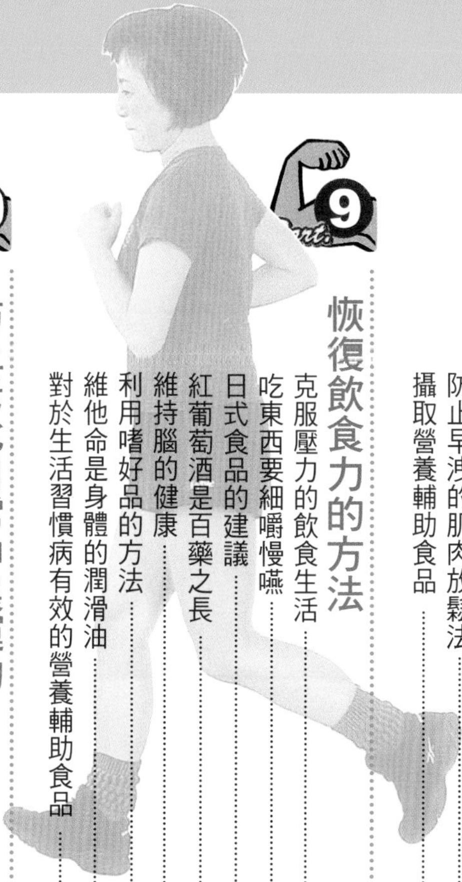

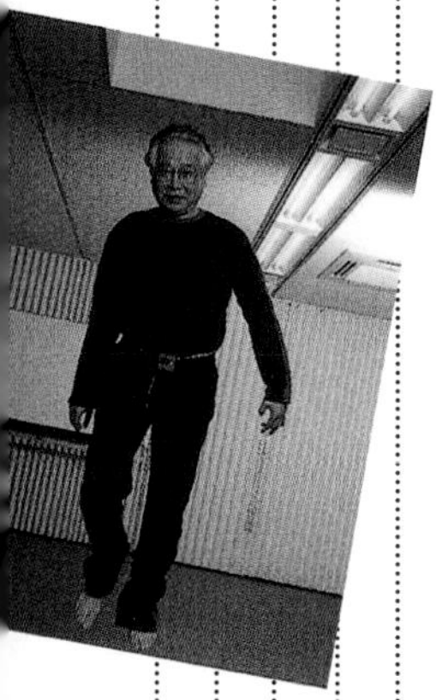

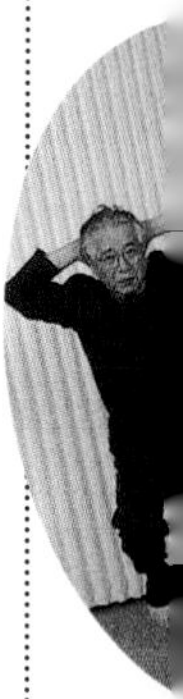

檢查自己的實際年齡！

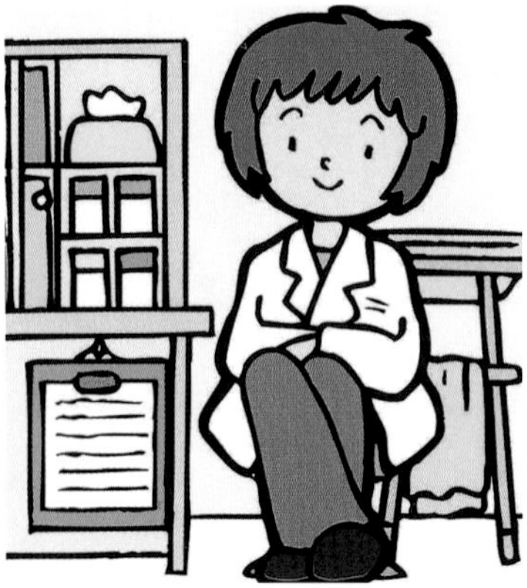

←是 ←否

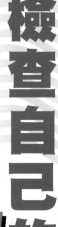

覺得自己的身心都是適當年齡 —是→ 感覺「年紀大了」
↓否

喜歡開車 —是→ 是遊戲方面的高手
↓否

和別人約定見面經常遲到 —否→ 過去曾生過大病
↓是

喝完酒隔天一定會覺得不舒服 —否→ 對於做運動從來不關心
↓是

到次頁①

感覺「年紀大了」
↓否

是遊戲方面的高手
↓是

過去曾生過大病
↓否

對於做運動從來不關心
↓是

到次頁②

測

利用程序圖檢查年齡

對於年齡，是否擁有適當的體力呢？對照資料就可以得到相當準確的數字。但是心情方面的充實度呢？很難有方法可以加以調查。為了避免老化而活動身體，但若是無法兼顧身心兩方面，就無法得到好結果。所以要檢查自己的弱點，才能夠有效的進行防止老化的訓練！

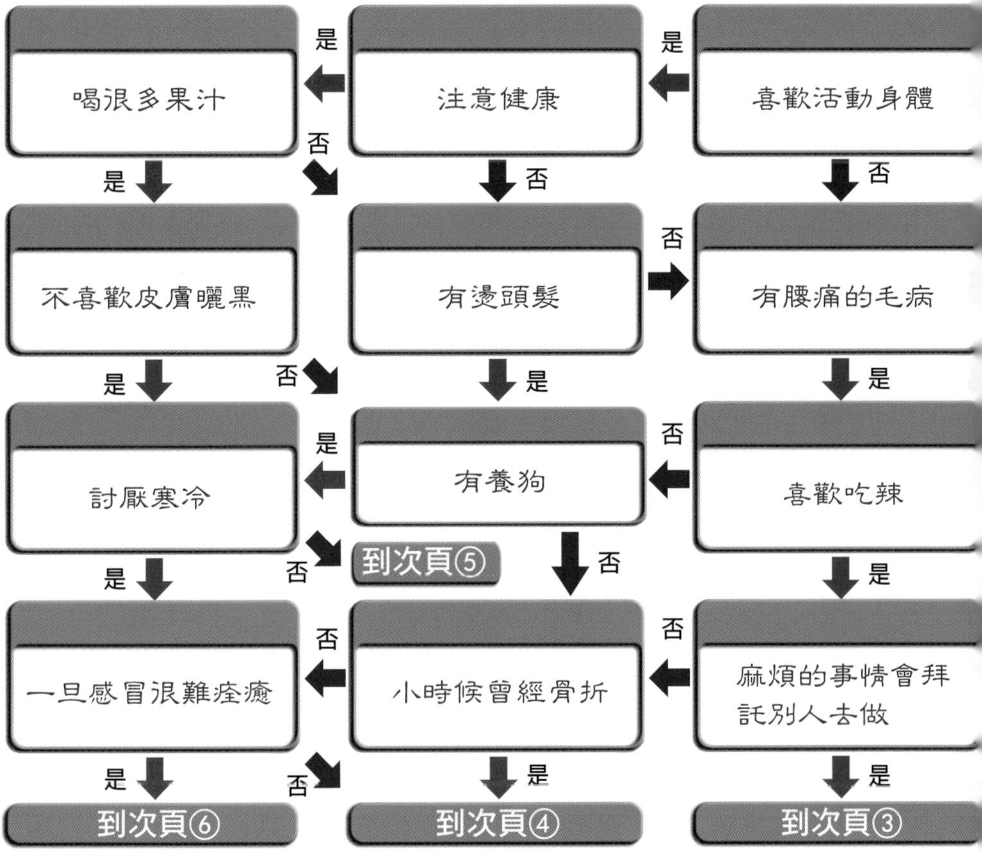

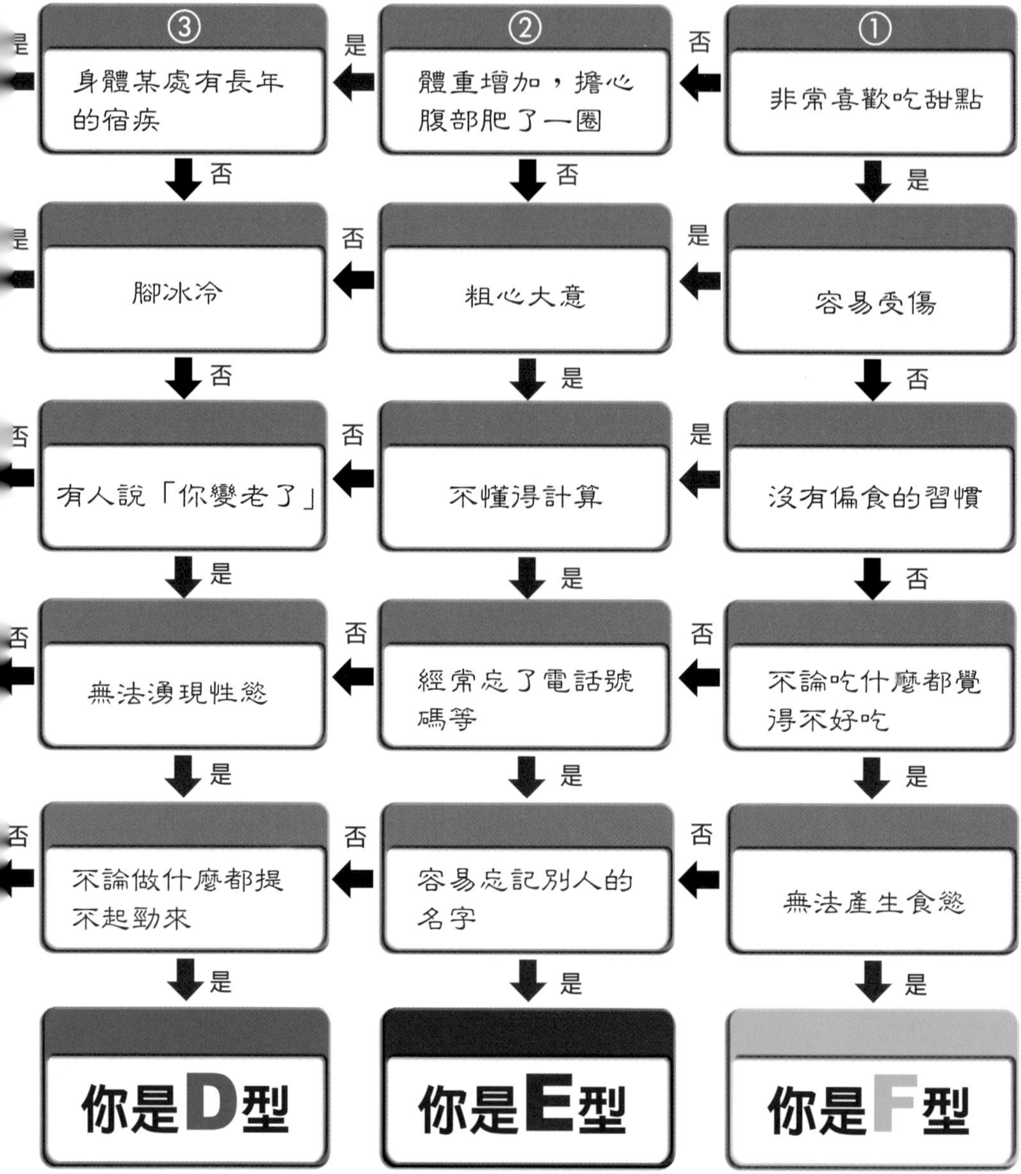

③
身體某處有長年的宿疾

是 →

②
體重增加，擔心腹部肥了一圈

否 →

①
非常喜歡吃甜點

↓ 否

↓ 否

↓ 是

腳冰冷

否 →

粗心大意

是 →

容易受傷

↓ 否

↓ 是

↓ 否

有人說「你變老了」

否 →

不懂得計算

否 →

沒有偏食的習慣

↓ 是

↓ 是

↓ 否

無法湧現性慾

否 →

經常忘了電話號碼等

否 →

不論吃什麼都覺得不好吃

↓ 是

↓ 是

↓ 是

不論做什麼都提不起勁來

否 →

容易忘記別人的名字

否 →

無法產生食慾

↓ 是

↓ 是

↓ 是

你是D型

你是E型

你是F型

看次頁

⑤	否	⑥	否	④
最近常覺得睡眠不足	←	有時覺得呼吸困難	←	一天抽10根以上的香菸

是 ↓ 否 ↘ / ↓ 是 / 否 ↓

| 坐車的機會比走路多 | ← 否 | 喝酒的速度比別人快 | ← 是 | 喜怒哀樂的情緒表現強烈 |

是 ↓ 否 ↘ / ↓ 是 / ↓ 否

| 偶而運動會覺得肌肉酸痛 | ← 否 | 喜歡運動 | ← 否 | 看連續劇時會哭 |

是 ↓ 否 ↘ / ↓ 是 / ↓ 是

| 很少抱孩子 | ← 否 | 搭車時喜歡坐著 | ← 否 | 有很多蛀牙 |

是 ↓ 否 ↘ / ↓ 是 / ↓ 是

| 拿重物會覺得疲累 | ← 否 | 爬樓梯會喘 | ← | 視力很差 |

是 ↓ 否 ↘ / ↓ 是 / ↓ 是

你是A型　　你是B型　　你是C型

詳情請

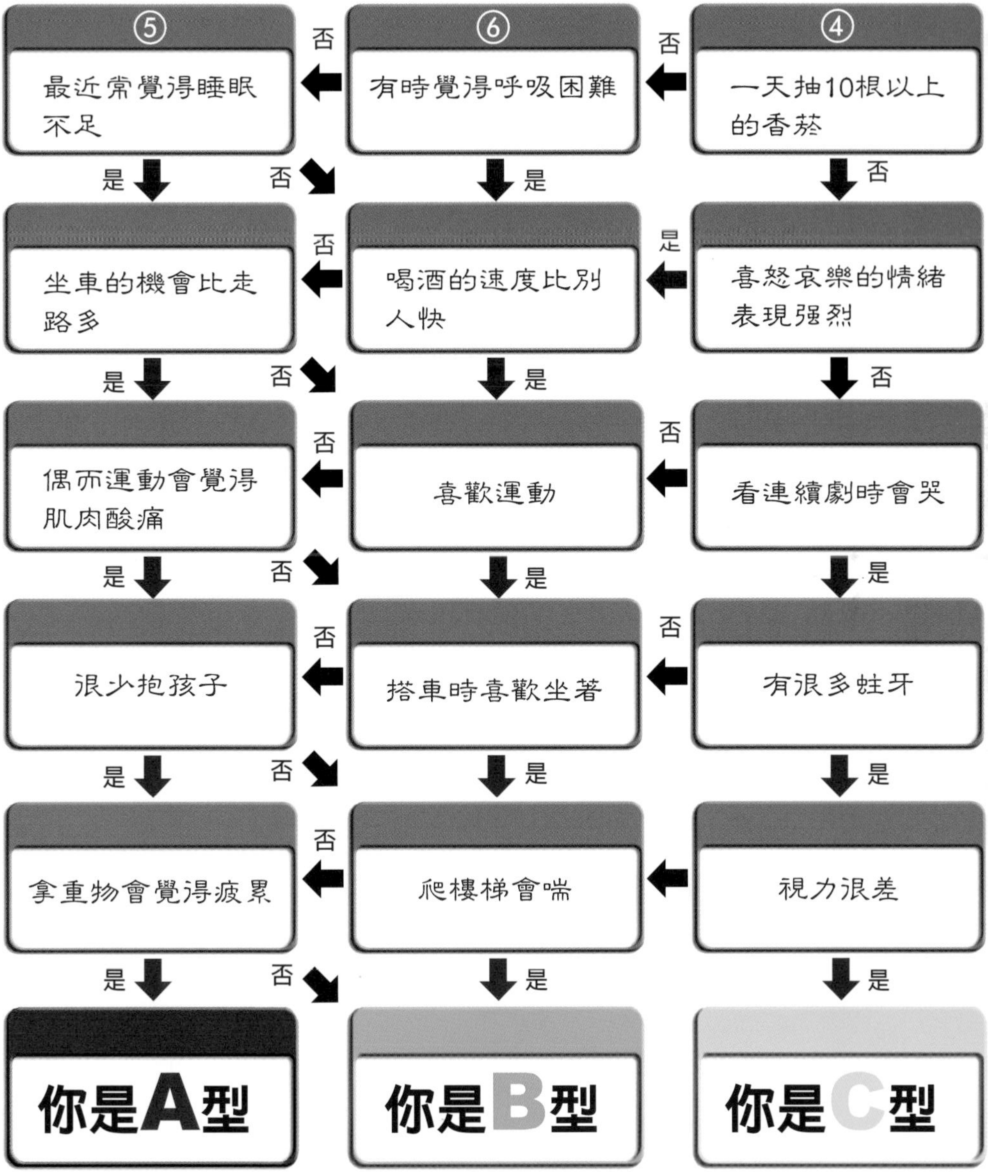

你的檢查結果

A 型 懶惰型

A 型的你需要提升肌力。是不是覺得麻煩，所以即使很近的距離也會使用車子？長年努力不足，會使肌力減退，再這樣下去，你會變得討厭走路喔。覺得自己屬於 A 型的人，在家中要做一些簡單的提升肌肉訓練，首先要讓身體年齡恢復青春。

P.26 ➡

B 型 耐力不足型

除了肌力減弱之外，還要注意耐力減弱的問題。有些人因為抽菸，肺功能愈來愈弱。要先藉著每天的運動，創造一個能夠活動的身體。運動大致分為 2 種，那就是利用水的負荷的水中運動，還有可以在家中進行的走路與跑步。先向這些運動挑戰吧！

P.42 ➡

C 型 需要維修型

身體某處受損、生病，日常生活也覺得很痛苦。雖然疾病以及老化並非在相同的部位，但可能有密切的關係。該如何才能擁有不會受傷、生病的身體以及年輕的身體呢？首先要檢查以下容易引起老化現象的身體零件，然後再學習症狀及預防方法。

P.68 ➡

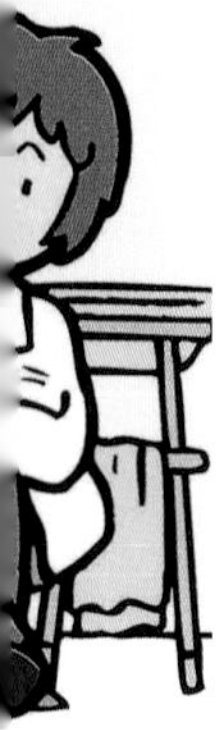

屬於哪一型？

D型 氣力減退型

所謂「病由心生」，讓自己的心情保持年輕，可以延緩老化。例如，進行自己感興趣的事情而流汗，或是聽一些流行的音樂。性行為也是如此，如果不感興趣，那就糟了。保持積極的心情，則身心都能充實。

P.86・116 ➡

E型 健忘型

年紀大了，記憶力減退。平時不動腦的人，這種現象更為顯著。因此除了活動身體之外，也要給腦適度的運動。玩遊戲是最好的，飲食方面則要利用一些使腦活化的秘訣。

P.96 ➡

F型 提升食慾型

飲食是身體非常重要的營養補給來源，也是絕對必要的物質。可以先藉著營養輔助食品來彌補不足的部分。但是要學習正確的知識和方法，讓平常的飲食生活變成健康的飲食生活。怠忽這個部分，則訓練效果減半，同時也會對健康造成不良的影響，要注意。

P.138 ➡

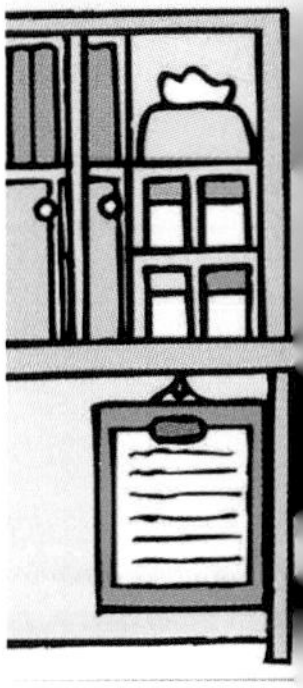

測定實際年齡

——從身體層面來檢查實際年齡——

基於資料了解肉體的老化度

有些人年紀大了，但看起來很年輕，有些人雖然年輕，但看起來卻很老。年紀大了，外表與實際年齡的差距，亦即老化程度具有很大的個人差。

不論是誰，每年都會大一歲。這是必須面對的事實。不過藉著平常的注意和努力，可以使身心上的年齡變得年輕。

首先要知道自己生理上的年齡，可以利用體重、身高等基本資料，並從運動機能、生理機能等各角度來檢查實際年齡。

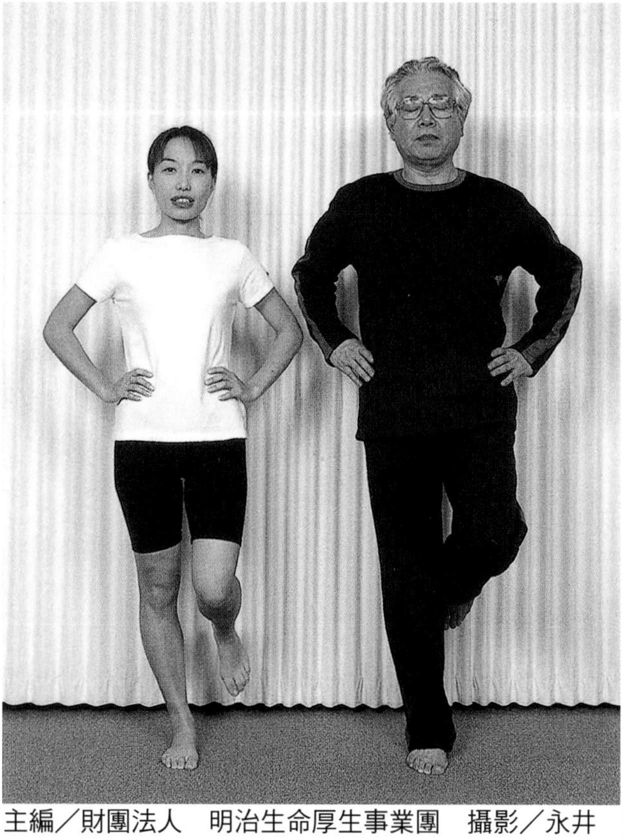

主編／財團法人　明治生命厚生事業團　攝影／永井　知加人
採訪／藤田　記子　示範／大森　由紀子、真島　隆

先量身高、體重及血壓

身高、體重、血壓是了解自己健康狀態的重要指標。身高變矮、體重增加過多或是血壓太高、太低嗎 ？這些都要定期測量。

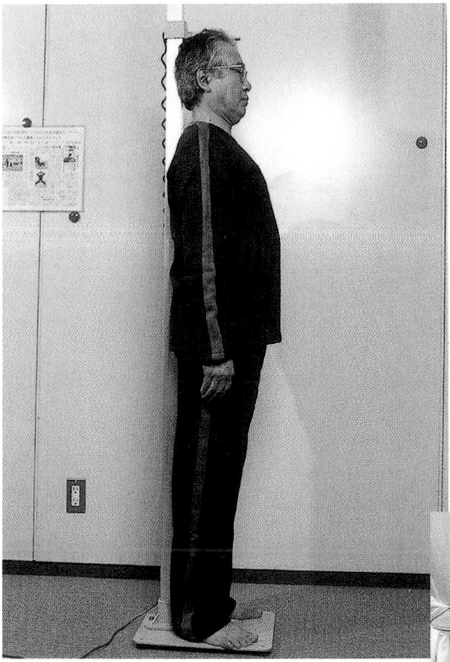

測量身高

赤腳站在台子上，背部挺直不要過度後仰，同時收下顎。

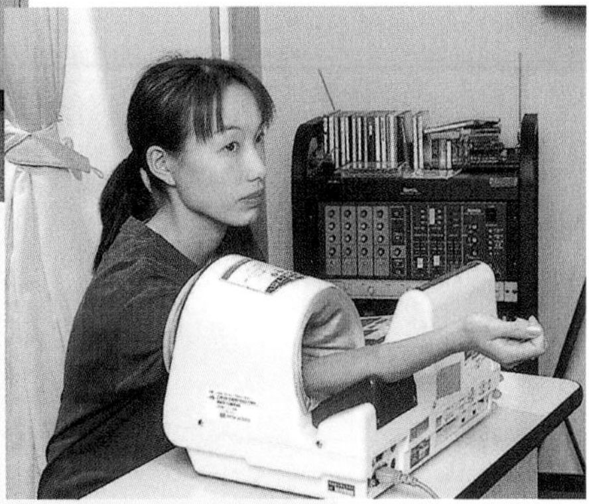

測量血壓

同 1 天中，血壓會上下起伏，而且也會受到精神狀態的影響，所以要在放鬆的狀態下測量。

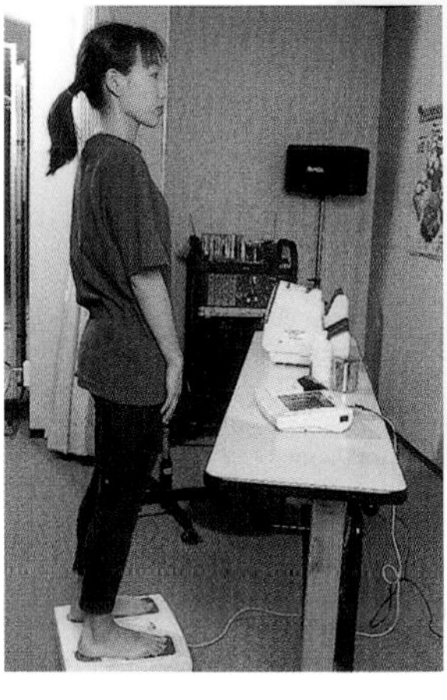

測量體重

此處使用的是同時可以測量體脂肪率的體重計。赤腳踩上足型上即可。

檢查肌力

肌力衰退，動作變得遲鈍

不常使用肌肉，年紀大了之後肌肉就會變少，動作變得遲鈍。肌肉包括能使動作迅速的肌肉（速肌）以及保持姿勢的肌肉（慢肌），而速肌隨著年齡增長會迅速老化。此處測定各部位的肌力以了解自己的行動力。

測定握力

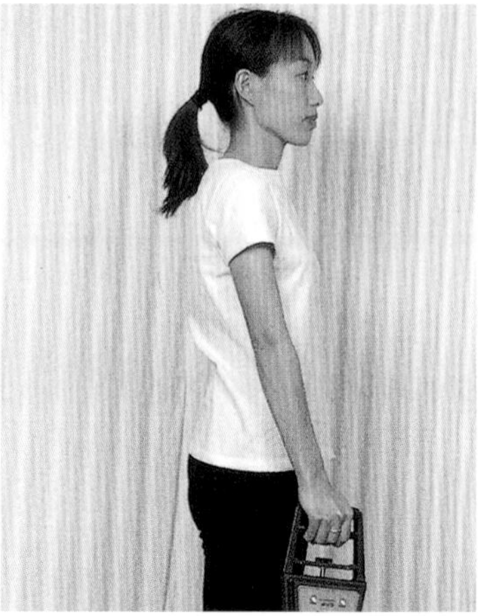

單手拿著握力計，手垂直落於身體的側面，然後用力握住握力計。

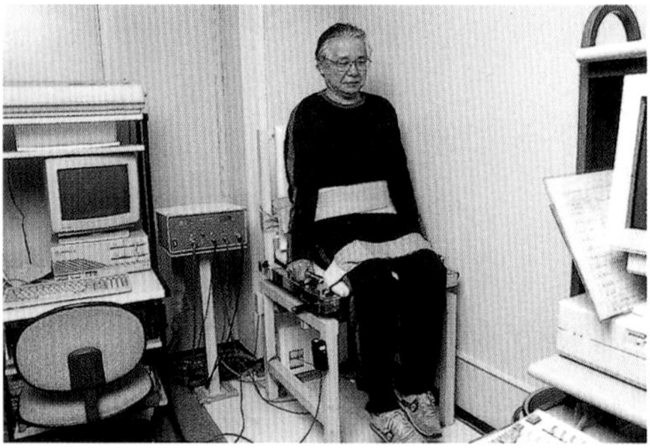

測定腳步肌力

固定大腿和腰，一隻腳踝用力往前伸出，然後再用力的往前上踢以測定肌力。

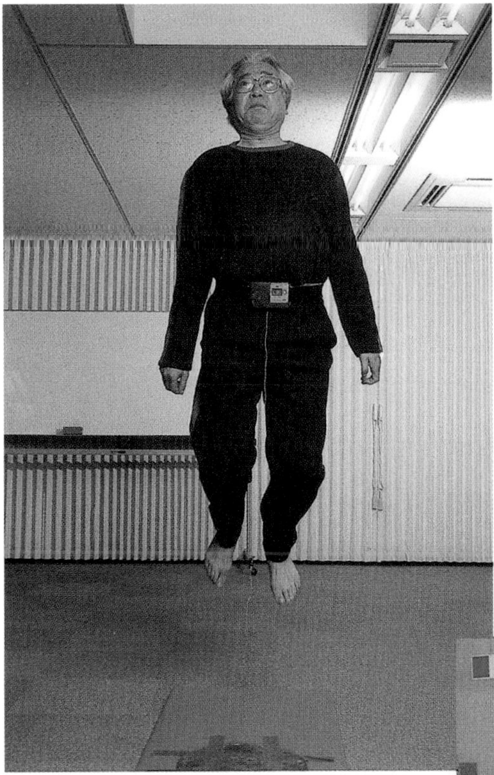

垂直跳

用繩子連接測定器具，將繩子鉤住綁在身上的皮帶，從地板上跳躍以測定瞬間的爆發力。

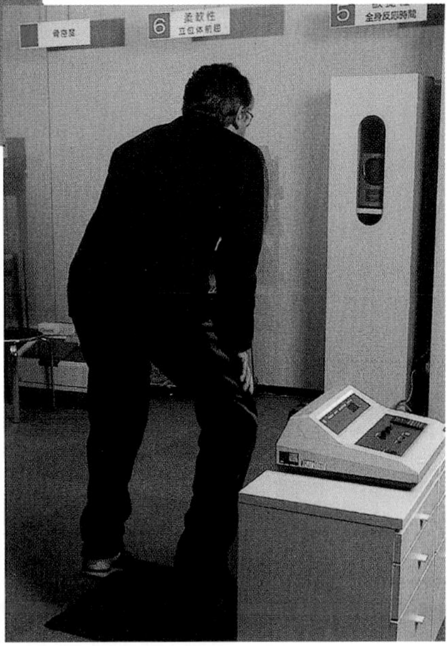

測定全身反應時間

前方機器發光的瞬間，測定反應時間的敏捷性。反應較快的人約0.2秒，較慢的人約 0.5~0.6秒。

檢查身體內部

絕不可忽視外觀上看不見的地方

年紀大了，骨量會減少，而骨頭的粗細和長度沒有改變，會形成疏鬆的狀態，容易骨折。女性要特別注意。停經前要測量自己的骨密度。內臟脂肪（腹膜前脂肪）也會隨著年齡增長而增加。如果數值增加為十毫米以上，則容易得生活習慣病。

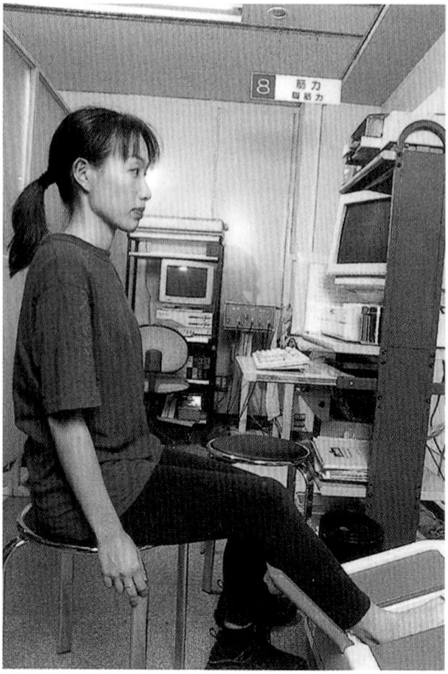

測量骨密度

利用超音波測量腳跟的骨密度。

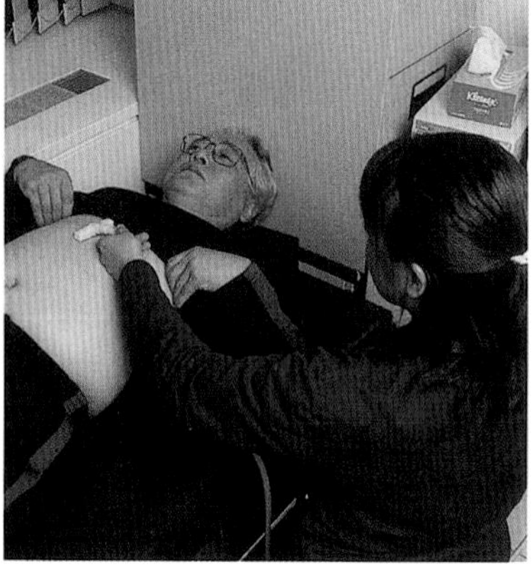

測量皮下脂肪、腹膜前脂肪

將超音波抵住腹部，測量皮下脂肪與腹膜前脂肪的厚度。

檢查柔軟性

前後的平衡很重要

很多人年紀大了之後，都會感覺到身體變得僵硬。的確，嬰兒的身體就相當柔軟。只能往前彎曲的人，有時背肌比較弱。藉著身體前彎與上身後仰保持平衡是最理想的。只要每天進行伸展運動，就能夠提升柔軟性。

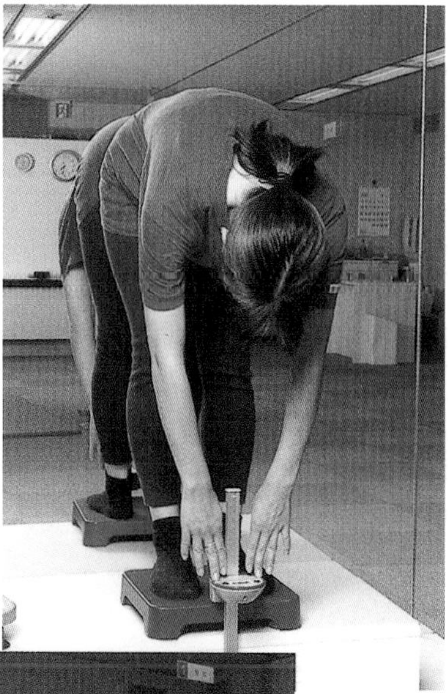

身體前彎測定

站在台子上，測量指尖能往下伸展到何種程度。

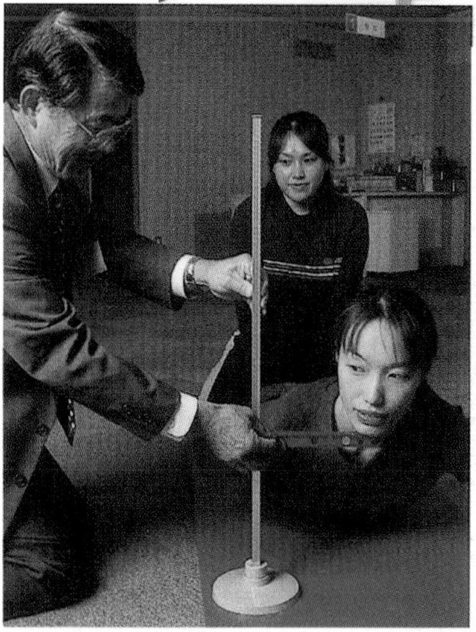

上身後仰

俯臥，請人按住雙腳腳踝，上身後仰，測量地板到下巴的高度。

可在家中進行的實際年齡檢查 CHECK!

◆停經後的女性要測量骨密度

女性在50歲左右，骨密度急速減少。大多是受到女性荷爾蒙及遺傳要素的影響。骨密度較低的人，要到醫院接受Ｘ光檢查。而比皮下脂肪更可怕的就是內臟脂肪。男性的腰圍在85公分以上，女性在90公分以上時，捏一下肚皮的脂肪，如果高度不到２公分，表示有很多的內臟脂肪附著在體內。

檢查持久力

突出的腹部會降低肌肉持久力！

肌肉持久力和全身持久力維持著人類行動的能力。測量腹部的持久力，一旦腹部的肌肉力量衰落，腹部突出，會造成腰部的負擔，也容易引起腰痛。全身持久力則是測定最大氧攝取量。當心臟、肺的功能減弱，氧攝取量減少，就會缺乏耐力。

測量全身持久力

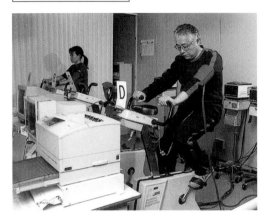

做心電圖，同時踩踏板，測量一分鐘內一公斤的體重會攝取幾毫升的氧。

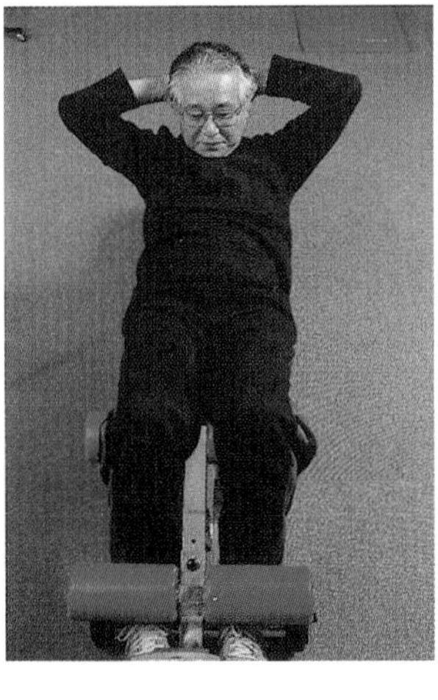

測量肌肉持久力

測量三十秒內能做幾下仰臥起坐。膝蓋要彎曲成九十度。

檢查平衡能力

閉上眼睛，單腳站立。這個壓的感覺會從腳傳達到腦，因而會想要保持身體平衡。隨著年齡增加會有很大的變化。

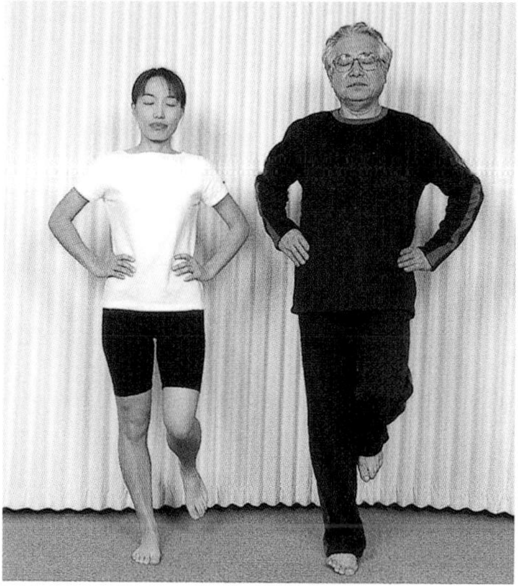

測量平衡性

閉上眼睛，測量單腳可以站立幾秒。

諮詢

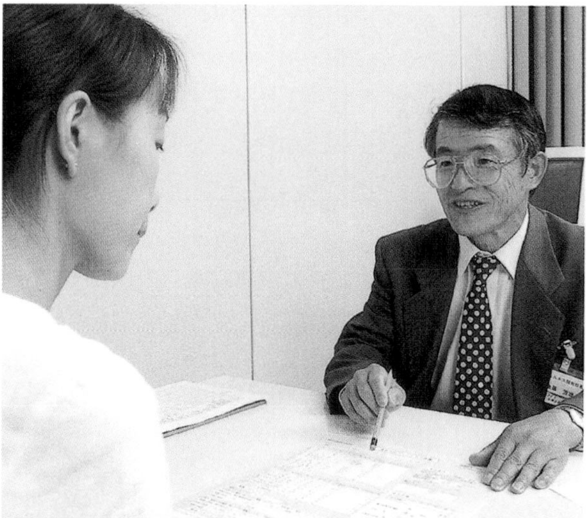

基於各種檢查資料評價體力，指導適合個人的運動課程。

你也可以在家中檢查實際年齡 CHECK!

不論是誰，都會感嘆「年紀大了」。同年齡的人，有的人看起來比較老，有的人看起來比較年輕。雖說「符合年齡」，但真的是這樣嗎？只要檢查實際年齡，就可以建立新的生活方式。

40~44歲	45~49歲	50~54歲	55~59歲	60~64歲
A.52~56(33~36) B.45~51(27~32) C.39~44(24~26)	A.50~55(32~35) B.43~49(27~31) C.38~42(23~26)	A.48~53(31~34) B.41~47(25~30) C.36~40(22~24)	A.46~51(30~32) B.39~45(24~29) C.33~38(20~23)	A.44~48(28~31) B.36~43(22~27) C.31~35(18~21)
A.52~57(35~39) B.44~51(28~34) C.38~43(23~27)	A.49~54(32~36) B.41~48(25~31) C.35~40(21~24)	A.46~50(30~34) B.38~45(23~29) C.33~37(19~22)	A.43~47(27~31) B.35~42(21~26) C.30~34(16~20)	A.40~44(25~29) B.32~39(19~24) C.26~31(14~18)
A.12,3~18,2 (15,1~21,0) B.6,3~12,2 (9,1~15,0) C.0,3~6,2 (3,1~9,0)	A.11,9~11,7 (14,8~20,5) B.6,1~11,8 (9,0~14,7) C.0,1~6,0 (3,2~8,9)	A.11,4~16,9 (14,4~19,9) B.5,8~11,3 (8,8~14,3) C.0,2~5,7(3,2~8,7)	A.11,2~16,4 (14,1~19,2) B.5,9~11,1(8,9~14,0) C.0,6~5,8 (3,7~8,8)	A.10,7~15,4 (13,7~18,3) B.5,9~10,6 (9,0~13,6) C.0,6~5,8 (4,3~8,9)
A.46,5~53,7(44,3~49,6) B.39,0~46,4(38,7~44,2) C.31,7~38,9(33,3~38,6)	A.43,6~50,3(39,4~44,2) B.36,6~43,5(34,3~39,3) C.29,8~36,5(29,4~34,2)	A.40,7~47,0(35,0~39,5) B.34,1~40,6(30,2~34,9) C.27,7~34,0(25,6~30,1)	A.37,7~43,5(30,5~35,0) B.31,6~37,6(25,7~30,4) C.25,7~31,5(21,1~25,6)	A.34,7~40,0(26,1~31,0) B.29,1~34,6(20,9~26,0) C.23,7~29,0(15,9~20,8)
A.19~23(11~16) B.16~18(7~10) C.11~15(1~6)	A.18~22(10~15) B.15~17(6~9) C.10~14(1~5)	A.17~21(9~14) B.14~16(4~8) C.9~13(1~3)	A.15~19(8~13) B.12~14(4~7) C.7~11(1~3)	A.13~17(8~13) B.10~12(3~7) C.6~9(1~2)
A.63~89 (63~89) B.37~62 (37~62) C.10~36 (10~36)	A.53~74 (53~74) B.31~52 (31~52) C.9~30 (9~30)	A.44~61 (44~61) B.26~43 (26~43) C.8~25 (8~25)	A.36~50 (36~50) B.22~35 (22~35) C.7~21 (7~21)	A.30~40 (30~40) B.18~29 (18~29) C.7~17 (7~17)

A…好　B…普通　C…不好　（　）內為女性的數值

測

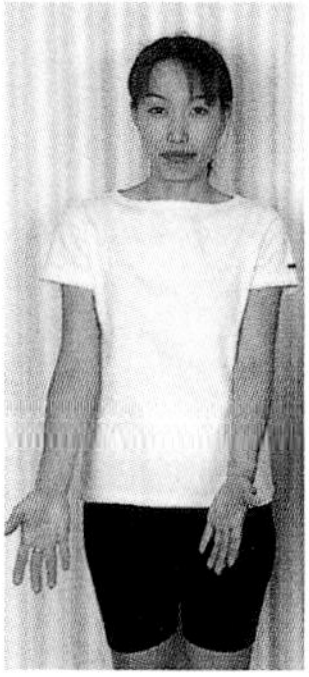

示範／大森由紀子

基本資料方面，體脂肪率為21％，在標準值內，皮下脂肪為 9毫米，內臟脂肪為 3 毫米，屬於苗條的身材。測定體力資料方面，肌力普通，平衡性稍差，不過敏捷性在「好」的範圍。柔軟性普通，肌肉持久力、全身持久力都不錯。展現行動和調整行動的能力普通，而維持行動的能力非常好。

骨密度非常高，今後繼續維持這種水準，就可以避免中高年齡以後骨量驟然減少。

測定結果實際年齡為 29歲

測定項目			25~29歲	30~34歲	35~39歲
	肌力	握力(Kg)	A.55~59(34~37) B.47~54(28~33) C.41~46(24~27)	A.54~59(35~38) B.47~53(29~34) C.41~46(25~28)	A.53~58(34~37) B.46~52(28~33) C.40~45(24~27)
		垂直跳(cm)	A.62~68(42~46) B.53~61(35~41) C.46~52(30~34)	A.58~64(40~44) B.50~57(33~39) C.43~49(27~32)	A.55~61(37~41) B.47~54(30~36) C.41~46(25~29)
	柔軟性	站立身體前彎(cm)	A.16,7~22,9(17,8~23,9) B.10,4~16,6(11,6~17,7) C.4,1~10,3(5,4~11,5)	A.14,3~20,5(16,6~24,7) B.8,2~14,3(10,4~16,5) C.2,0~8,1(4,2~10,3)	A.13,2~19,2(15,7~21,7) B.7,1~13,1(9,6~15,6) C.1,0~7,0(3,5~9,5)
		上身後仰(cm)	A.56,2~64,5(56,7~64,3) B.47,6~56,1(48,8~56,6) C.39,2~47,5(41,1~48,7)	A.53,1~62,1(53,0~59,9) B.44,7~53,0(45,8~52,9) C.36,5~44,6(38,8~45,7)	A.50,0~57,7(48,7~54,7) B.42,0~49,9(42,4~48,6) C.34,2~41,9(36,3~42,3)
	持久力	仰臥起坐(下)	A.24~28(15~19) B.21~23(12~14) C.16~20(6~11)	A.22~26(14~18) B.19~21(10~13) C.14~18(5~9)	A.21~25(12~17) B.18~20(9~11) C.13~17(3~8)
	平衡	閉眼單腳站立(秒)	A.114~160(114~160) B.67~113(67~113) C.20~66(20~66)	A.92~130(92~130) B.54~91(54~91) C.15~53(15~53)	A.76~106(76~106) B.45~75(45~75) C.14~44(14~44)

從醫學方面來檢查老化

請教「健康壽命健康檢查所」久保明醫師

不論是誰，都希望年紀大了依然很健康。所以知道自己的「健康壽命」很重要，而疾病是大敵。早期發現並預防有三大疾病之稱的心臟病、腦中風、惡性腫瘤（癌）相當重要。在此請教基於這個想法而開發新型檢查系統、創立「健康壽命健康檢查所」的高輪醫學診所久保明院長。

血管狀態如何呢

提到老化，大家都會從體力、氣力兩方面來討論。診斷眼、耳、胃、心臟等各部位很重要，而整體的了解身體機能也很重要。

這時，就要使用基於豐富的診療經驗及醫學資訊的最新醫療診斷裝置系統。

久保醫師／「防止老化並非單純指長壽，而是要延伸健康壽命。有各種方法可以檢查老化度，不論哪一種方法都有點落伍了。藉著完善的檢查機器和系統，自己實際操作，我們的系統就要將各項目的資料數值化，藉此預測幾年內可能會出現心肌梗塞。此外，這個系統十五％和一般全身健康檢查的檢查項目相同，而八十五％是獨創的。」

檢查項目大致分為七種。首先是了解動脈血管的硬化程度，要各自測量上肢與下肢的血壓，藉著兩者的平衡推測老化度。同時也可以測定血管的硬度，亦即柔軟性。這是藉著

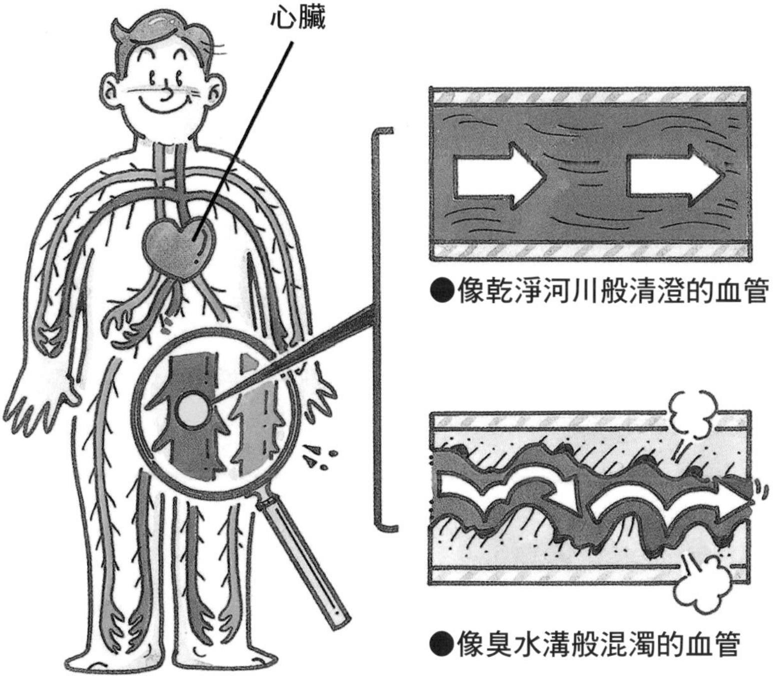

在血管中流動的血液流速來測定。頸動脈容易被忽略，這是預測腦中風的因子。同時也要檢查老化比較快的眼底血管。

藉著這些檢查就可以判斷「動脈硬化度」。

活性氧、荷爾蒙及免疫的情況

活性氧是一部分攝取到體內的氧產生熱量時所形成的有害物質。能夠抵抗活性氧的抗氧化物質，亦即能夠減輕活性氧不良影響的物質與活性氧之間的平衡非常重要。

藉由這個系統，可以了解到底偏向哪一邊，如果活性氧佔優勢，那麼，建議可以攝取抑制活性氧的代表性物質。

綠茶中所含的兒茶素或紅葡萄酒和巧克力中所含的多酚都是。

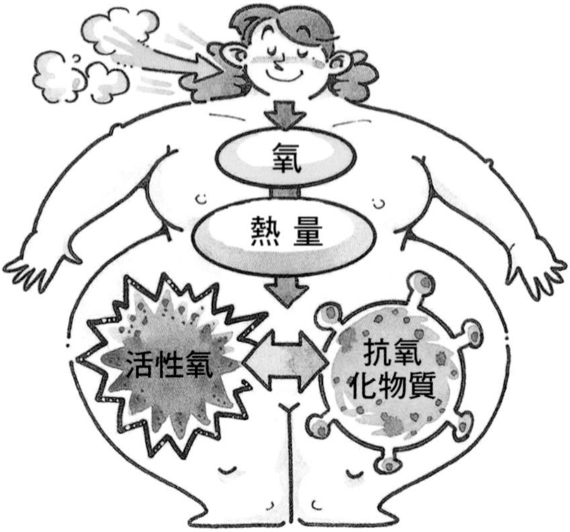

人體有一百多種荷爾蒙，「生長激素」、「甲狀腺激素」、「腎上腺皮質激素」這三種是基本的測定。

隨著年齡的增長，荷爾蒙的平衡會產生變化，因為是特殊的變化，所以可以用來診斷男女的更年期。男性的更年期症狀目前尚無定論，不過這也是找尋活力減退原因的方法之一。

免疫平衡也很重要。人體有排除侵入體內異物的機能，這就是免疫機能。免疫機能可以分為細胞性免疫（相當於淋巴球）以及液性免疫（相當於免疫球蛋白等），隨著年齡增長，血中淋巴球所負責的細胞性免疫力減弱。這個系統可以檢查淋巴球種類，進行綜合的評價。

一般檢查以及全身構造的檢查

一般檢查和普通全身健康檢查的項目相同。亦即「有無貧血」、「肝功能」、「腎功能」、「糖代謝」、「呼吸功能」等各種檢查。

隨著年齡增長，罹患貧血的頻率會增加，而過剩的鐵質也會促進動脈硬化。年齡增長也會降低腎功能。

檢查糖代謝，可以推測糖尿病的發病危險性，也可檢查出身體分泌胰島素的程度和糖蓄積的產物。

從整個身體的構造來看，包括「體脂肪」、「肌肉分布狀況」的檢查，還有「平衡感」、「握力」、「背肌力」等，檢查身體平衡的項目齊全。

隨著年齡增長，耳內的半規管等平衡機能減弱，藉著這些檢查，也可以知道握力或背肌力等身體機能有無減弱。

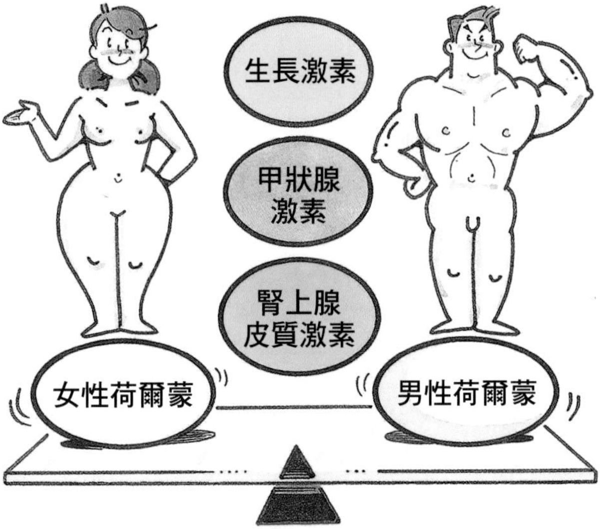

久保醫師／「對於老化，醫學觀點和物理觀點的看法不同。就醫學觀點來看，血液和活性氧是個別的資料，但還是要整體的判斷。早上起床時腳力衰退、眼睛不好，晚上腳浮腫，要花三十分鐘以上才睡得著等的自覺症狀，也是檢查老化的重要指標，這些並不是創新的東西。」

這個診斷系統，可說是用科學的方法來展現整體老化度的新嘗試。

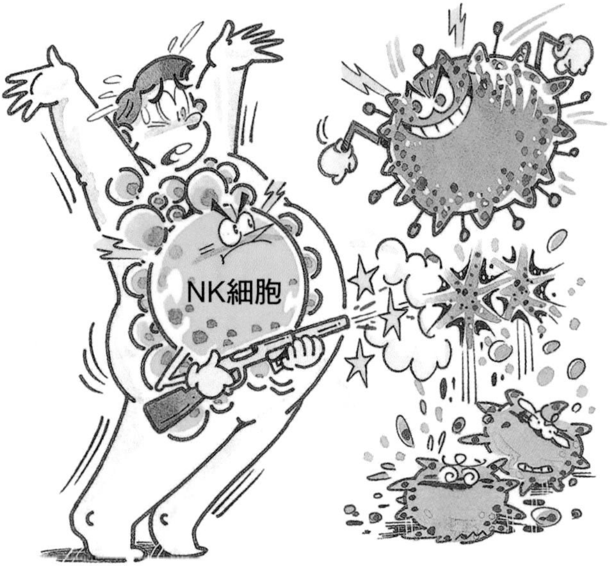

重拾青春的提升肌力訓練

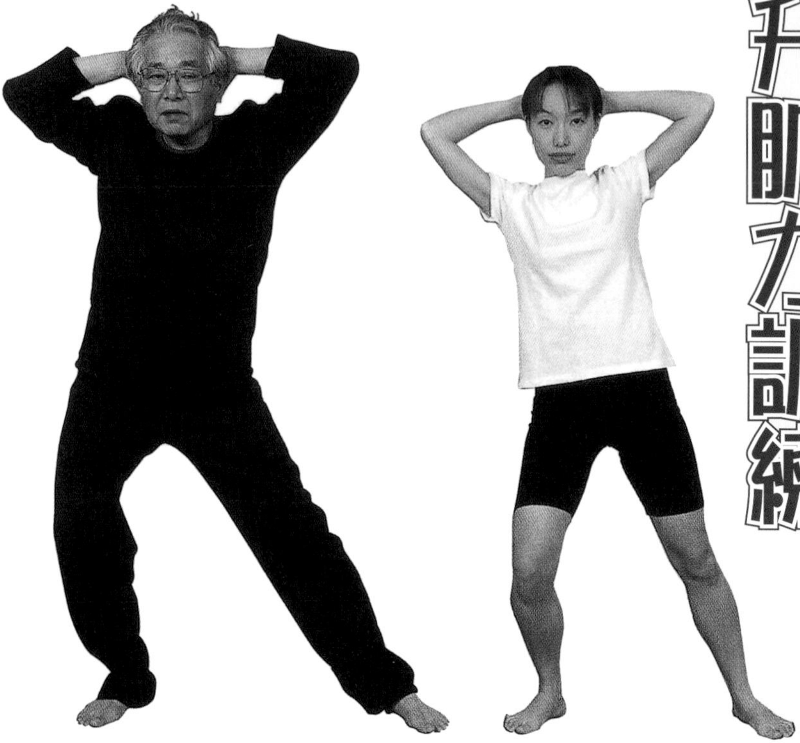

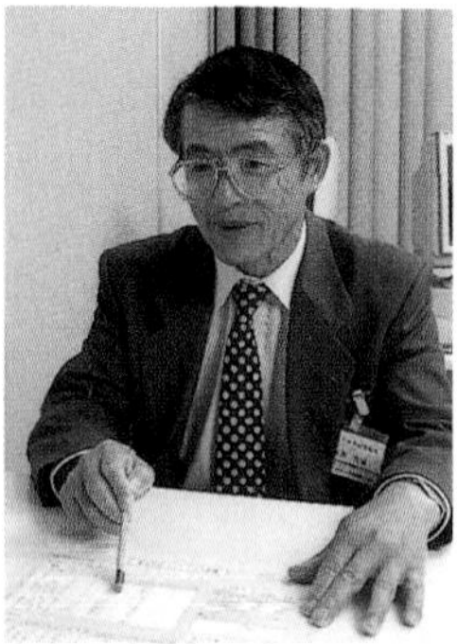

指導：明治生命厚生事業團
後藤　芳雄先生

老化的關鍵在於肌力

體力隨著年齡增長而衰落。沒有體力就無法活動，這時肌力就會更為衰退。爆發力減弱、動作遲鈍，成為各種意外事故的原因。

可以藉著每天的訓練來鍛鍊肌力。進行肌力負荷的訓練，能夠促進荷爾蒙分泌，給予骨骼刺激，防止骨量減少。為了提升肌力，可以在不勉強的範圍內每天持續做簡單的運動。為了重拾青春，請從能夠辦到的項目開始進行吧！

藉著每天簡單的運動，讓實際年齡年輕10歲！

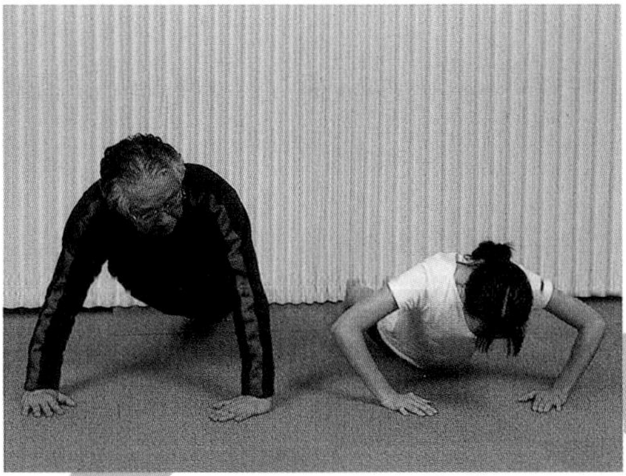

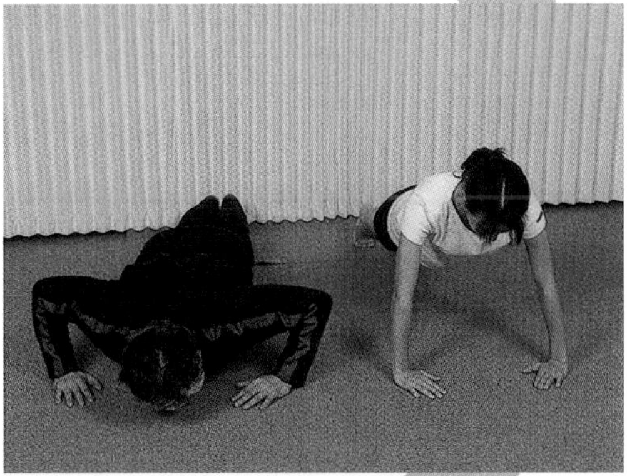

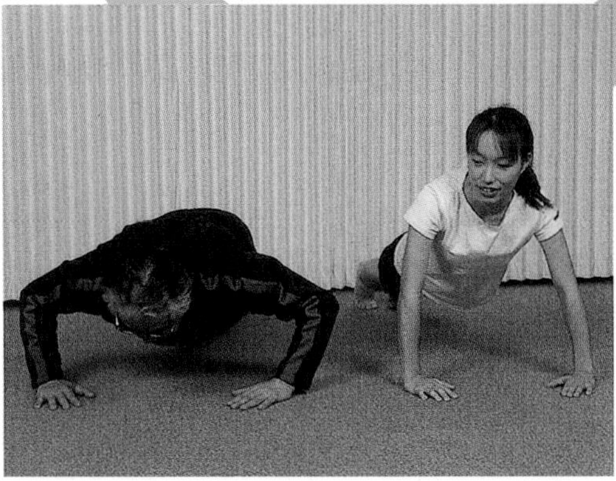

運動的標準是一個動作以10~15下為一套。一天做三套

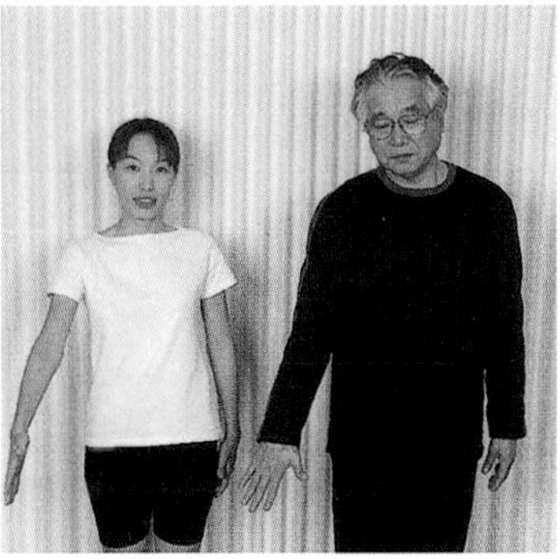

手臂

在日常活動中，手臂是經常使用的部位。由於肌力經常受到刺激，所以肌力較不容易衰退。好好訓練就更能夠提升肌力。在此介紹不需要使用道具就可以進行的訓練。

光是開閉手掌就可以當成訓練

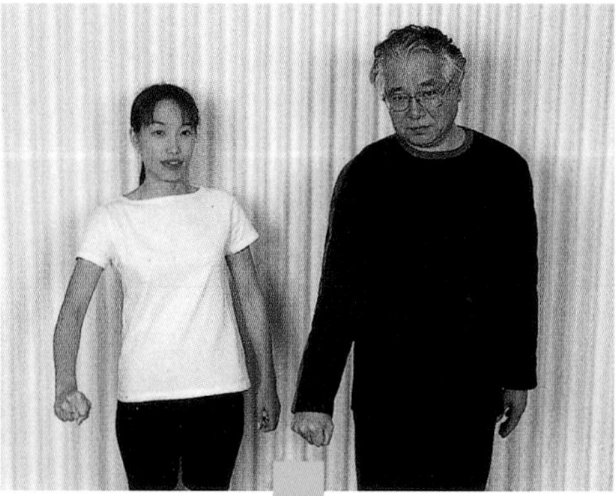

首先單手用力握拳6~10秒。

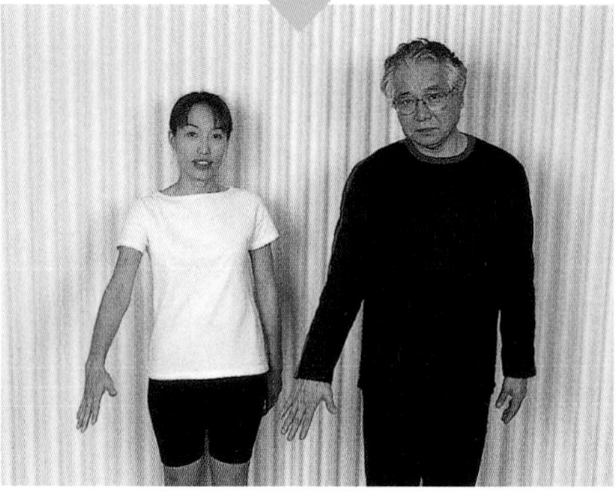

接著放鬆力量，打開手掌。

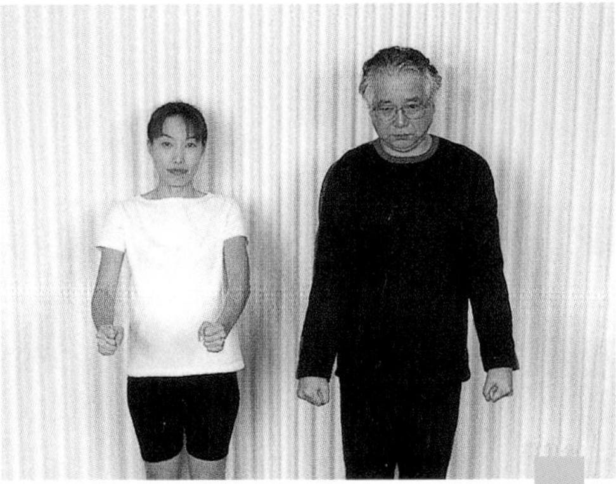

單手做完動作後，接著雙手同時用力握拳6~10秒。

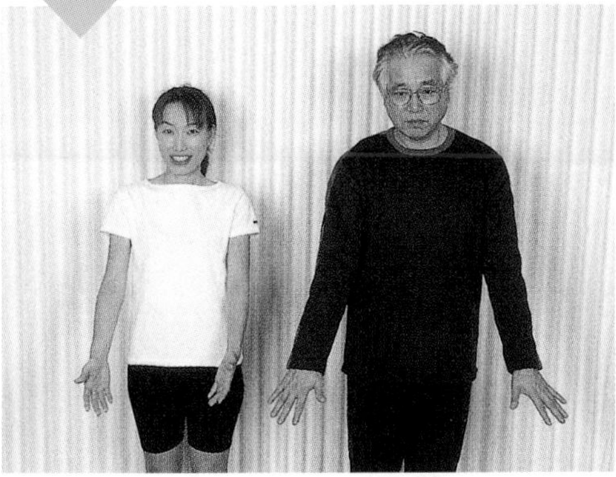

雙手同時打開放鬆力量。

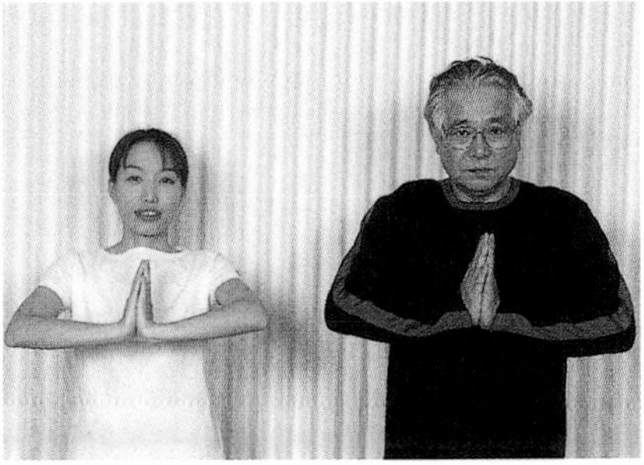

1 point 重點建議 ONE PONT ADVICE

兩手貼合抬至胸前，用8成的全身力量持續6~10秒。重點在於手肘要抬高到讓手臂和地面保持平行的位置。最好1天做3套，而1天做1套也有效。

胸

胸肌較寬大，和肩膀及手臂的肌肉關係密切。訓練此處的肌肉就可以鍛鍊上半身。不需使用道具，可以用自己的體重當成負荷來訓練。

胸部的肌力訓練

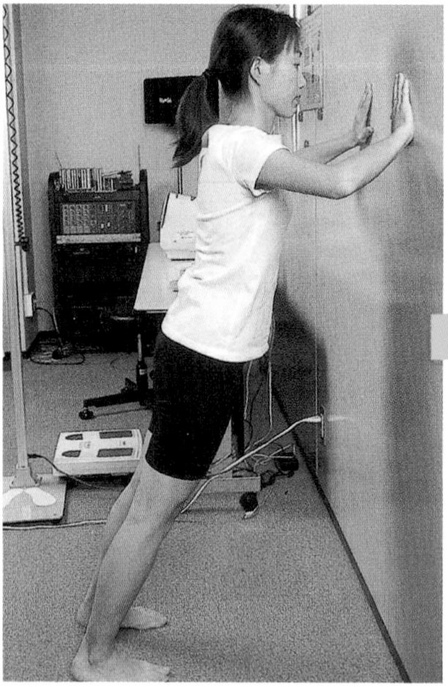

雙手打開如肩寬，扶住牆壁，在此狀態下做伏地挺身。腳要打開比肩稍寬 。

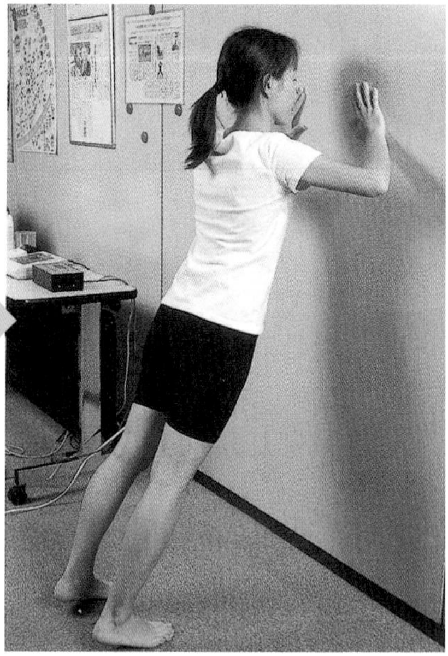

慢慢降低手置於牆上的位置，或是腳盡量遠離牆壁，增加負荷，藉此可以增加訓練的強度。伸直手臂時吐氣。

利用身邊的桌子做訓練

利用牆壁的訓練增加體力後，將手的位置降到更低，如此就能夠將更多的體重置於自己的手臂上。可以利用桌子來進行。改變桌子的高度就可以改變負荷。

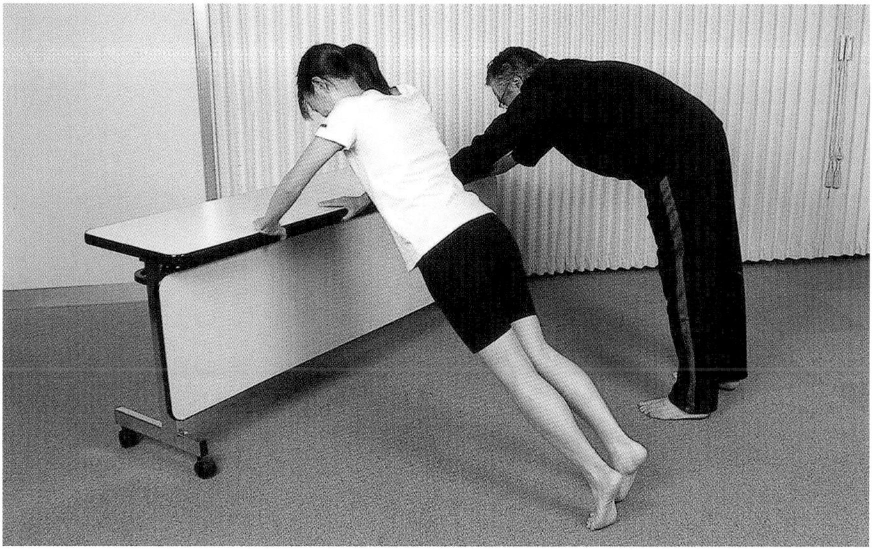

雙手打開如肩寬，抓住桌角。雙腳也打開如肩寬。一套大約做10下

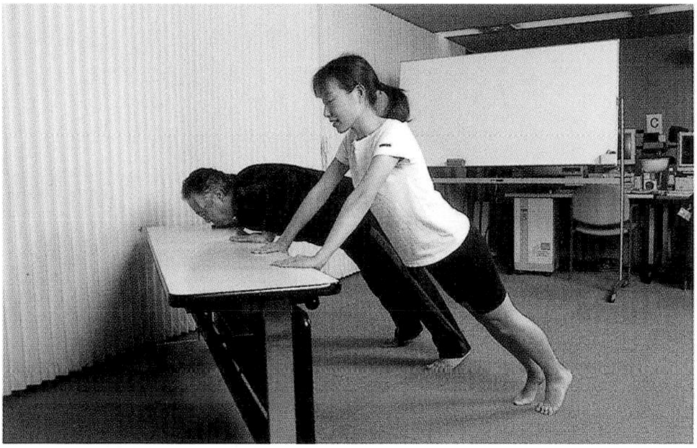

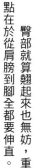

臀部就算翹起來也無妨，重點在於從肩膀到腳全都要伸直。

伏地挺身動作簡單，但卻是效果極高的訓練

在地板上做伏地挺身是非常簡單的訓練，不光是胸，連手臂、肩膀、腹肌、背肌都能夠加以鍛鍊，是效果極高的訓練。改變手的幅度或腳的高度可使訓練產生變化。

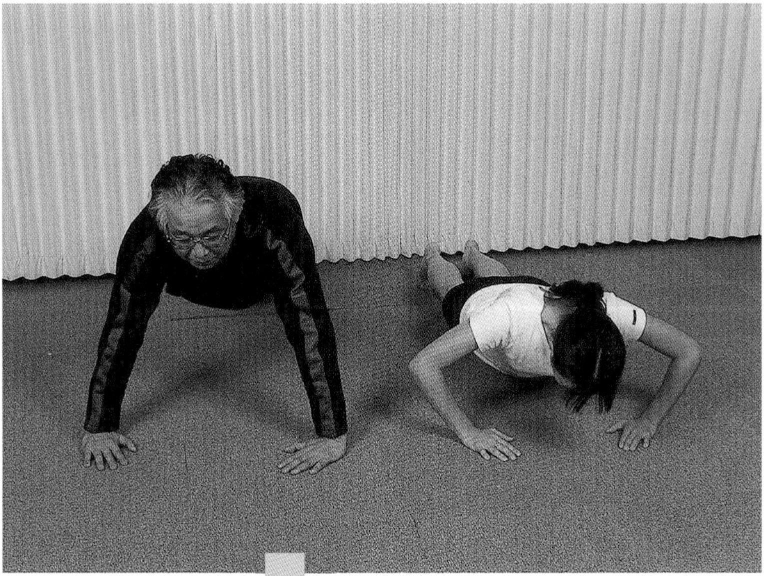

首先做一般的伏地挺身。雙腳併攏，踮起腳尖。彎曲手臂時，身體往下降，讓上臂和地面保持水平。

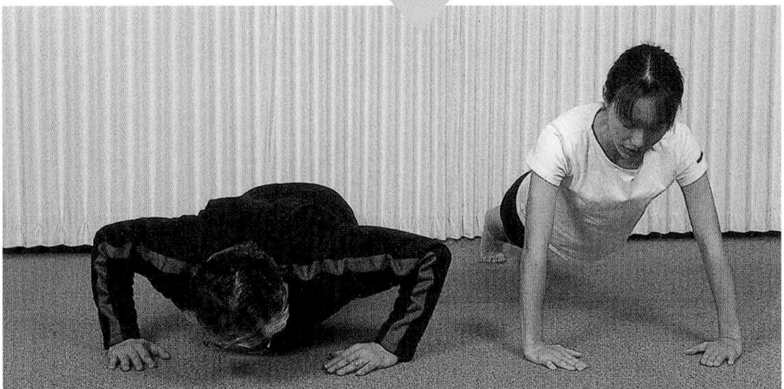

雙手的位置比肩膀稍寬。頭微微上抬。收縮腹肌，腰挺直，使背部與地面保持水平。

增加腳的高度，負荷也就增加了

胸部有了肌力之後，接著就要抬高腳的位置以增加負荷。單臂做伏地挺身或背部背重物等，都可以加強對肌肉的刺激。

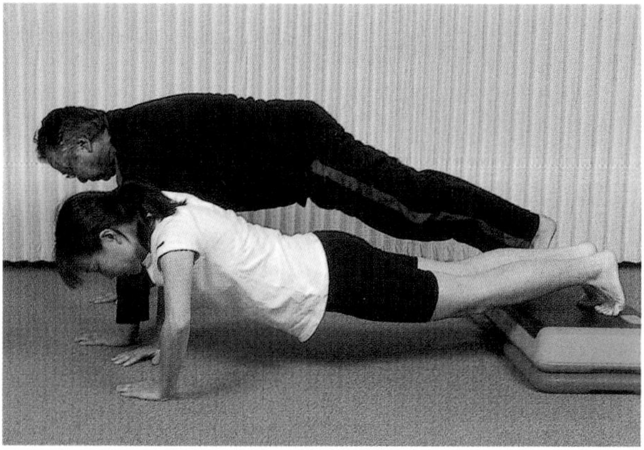

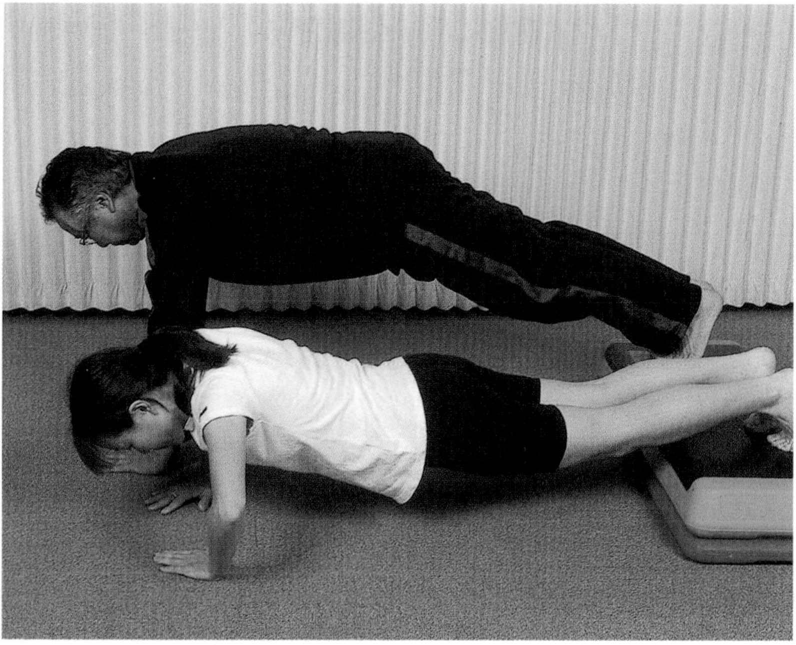

缺乏腰力是因為手臂和腹肌的力量退化的緣故，所以也要同時鍛鍊腹肌。

腳

俗話說「老化從腳開始」。年紀大了之後，很多人都會自覺到腳、腰退化。腳退化時，步幅縮小，走路的速度也會變慢。為了避免發生這種情況，平常就要訓練。

深蹲可以鍛鍊大腿

大腿有很多肌肉，一旦運動不足，最容易迅速退化。平常注意走路方式，就會有截然不同的影響。每天持續做簡單的深蹲動作，能夠鍛鍊大腿肌肉。

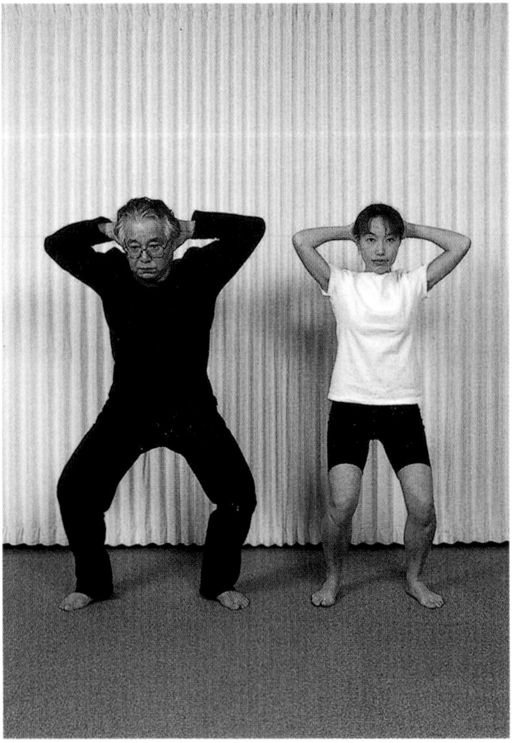

雙腳打開如肩寬站立，腳尖稍微朝向外側。兩手置於頭部後方。利用膝的角度來調整強度。

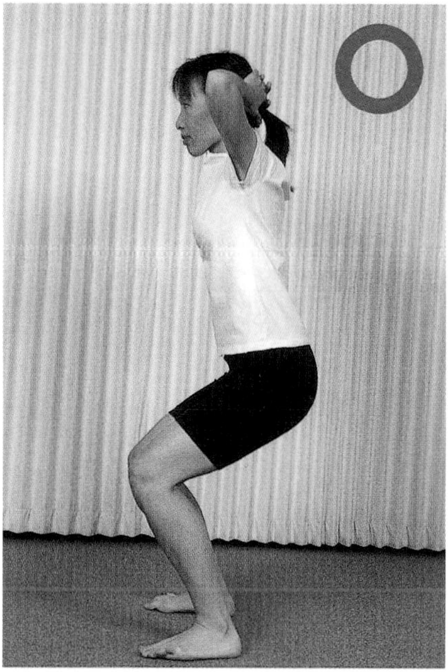

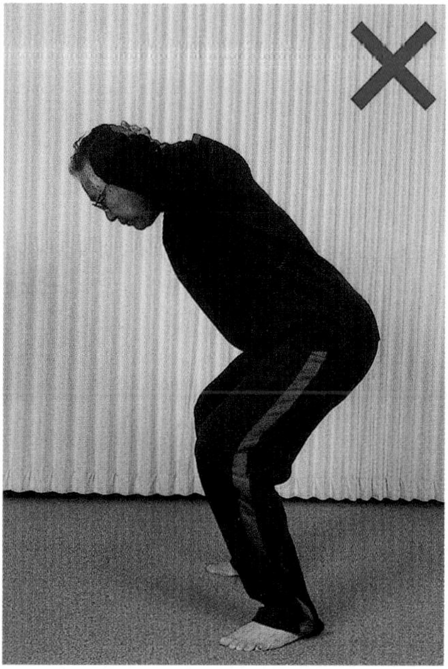

重點在於膝蓋不能超出腳趾的前端。上半身不可過度前彎，背部挺直。

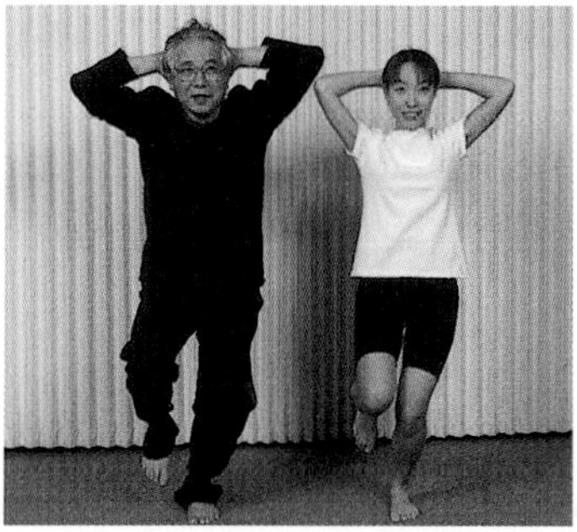

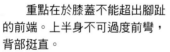

1 point 重點建議 ONE PONT ADVICE

落腰，好像坐在椅子上似的。手置於頭部後方就可以增加負荷。腰慢慢往下、抬起。用單腳抬起、蹲下更能提升強度 。

體重置於左右腳的深蹲動作

習慣深蹲後，深深落腰，直到大腿和地面保持水平為止，體重交互置於單腳上，這就是深蹲的變化。還可以進一步提升強度，向單腳深蹲挑戰。

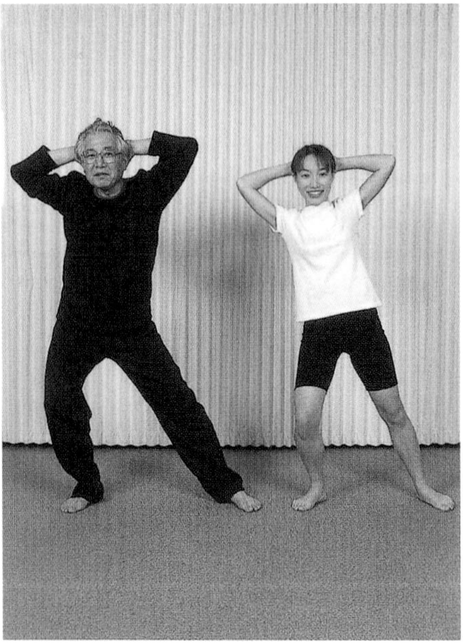

膝蓋往腳尖的方向彎曲。膝蓋不可超過腳尖。

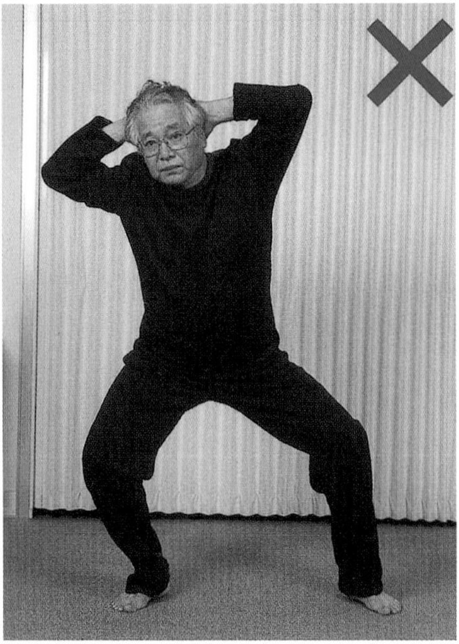

不是只用腰來彎曲，而是將體重完全置於單腳上。

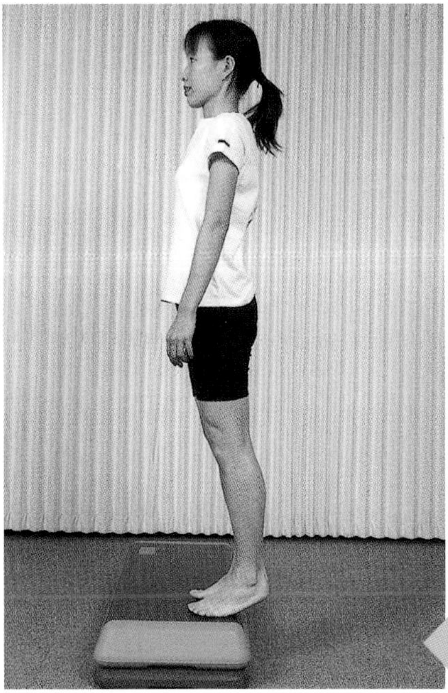

小腿肚的肌肉訓練

小腿肚可說是爆發力的原點，鍛鍊此處可使動作敏捷。在家中可以利用樓梯或玄關的階梯來做運動，也可以訓練平衡。

雙腳打開如肩寬，腳尖站在台子的一端。

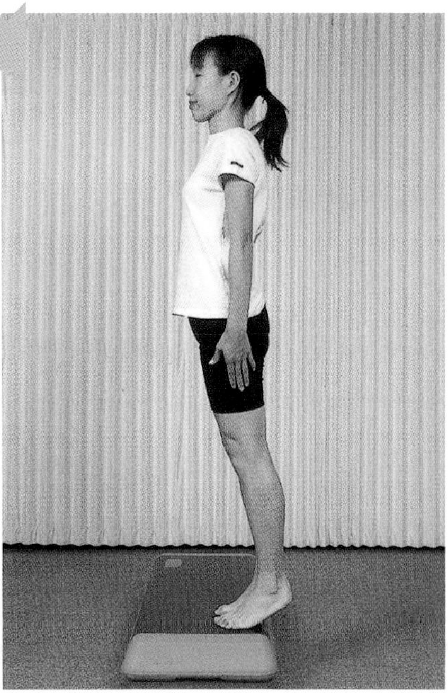

做10~15下抬起、放下腳跟的動作。腳踩的位置太淺可能會滑倒，但是太深又無法好好的伸展小腿肚，所以要特別注意腳的位置。

腹部

很多人年紀大了之後，腰圍變粗，腹部突出。這是脂肪增加，腹肌衰退所致。腹部和腳同樣都是容易表現出年齡的部位，一定要好好的訓練。

藉著仰臥起坐鍛鍊腹肌

仰臥起坐是腹肌運動的代表項目。但是腰部容易受傷，所以在做這個動作時，腰部要緊貼於地。雙腳先上抬，然後再落到地面上，如此腰部較容易貼地。

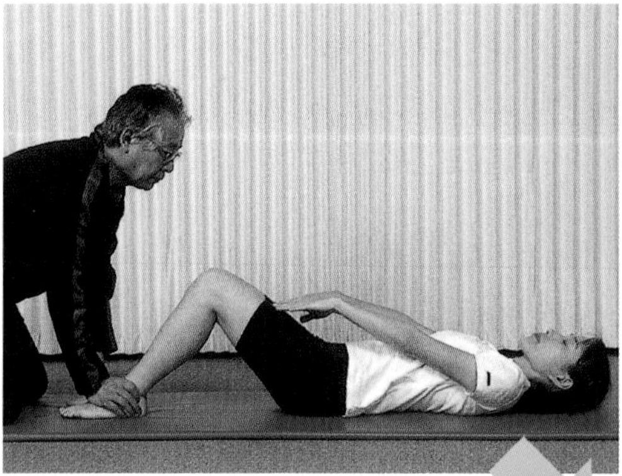

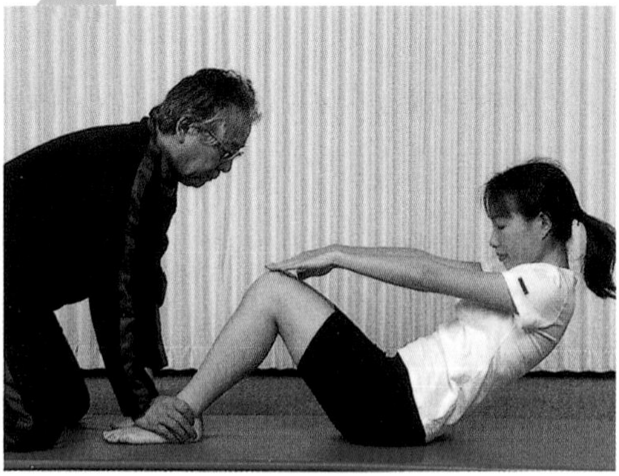

雙腳打開如肩寬，膝蓋彎曲成90度，請別人為你按住腳踝。抬起上身，使雙手碰到膝蓋。

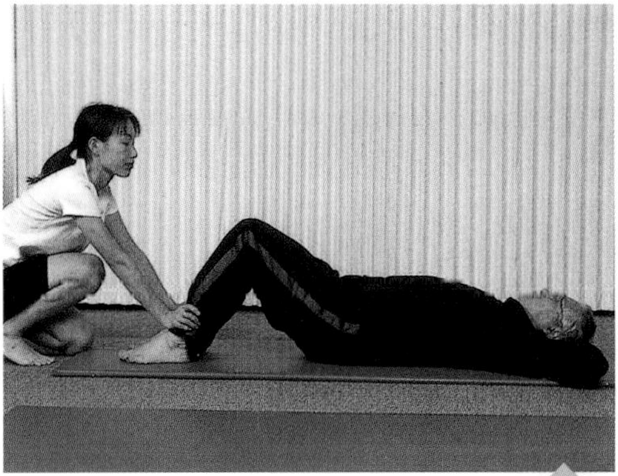

雙手置於頭後增加負荷

能夠碰到膝蓋之後，雙手在頭後交疊做仰臥起坐，更能增加強度，提升訓練效果。抬起上身時，以注視肚臍的感覺來進行。

要做到就算沒有同伴輔助也能夠自行完成的地步。

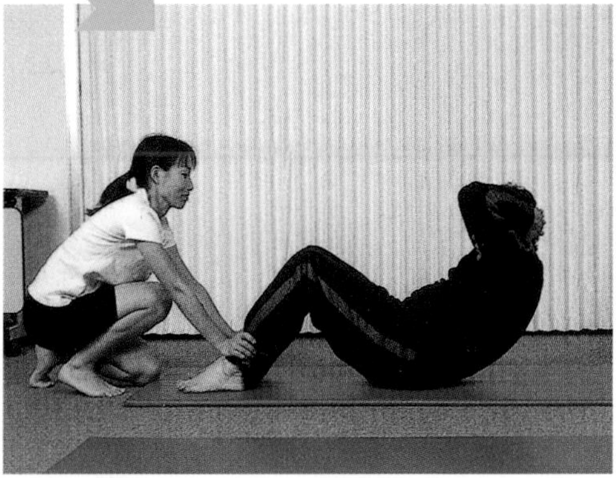

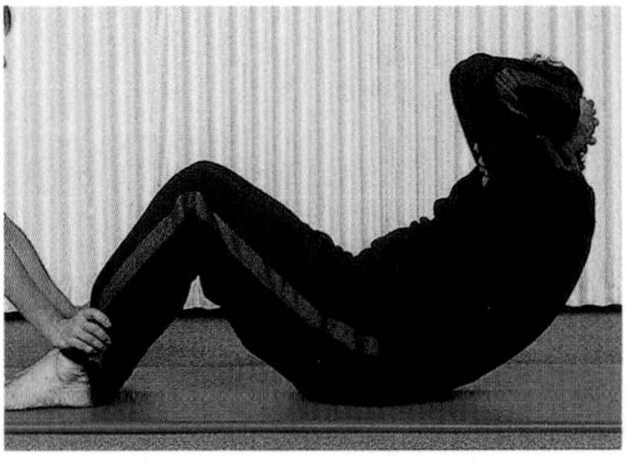

1 point 重點建議 ONE PONT ADVICE

雙手在頭後交疊做仰臥起坐時，手臂用力抬起上身會增加頸部的負擔，可能使頸部受傷。所以，雙手只是輔助頭部而已，必須將注意力集中在腹部。

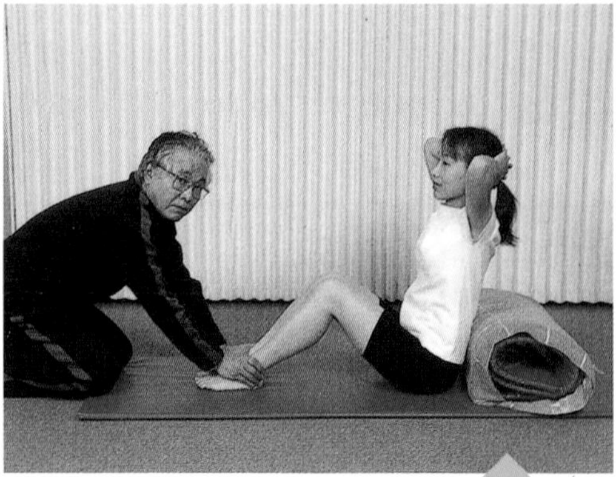

無法做仰臥起坐的人的訓練

很難抬起上身時，可以在地上擺墊子。從坐著的姿勢倒向墊子，這也算是一種腹肌訓練。

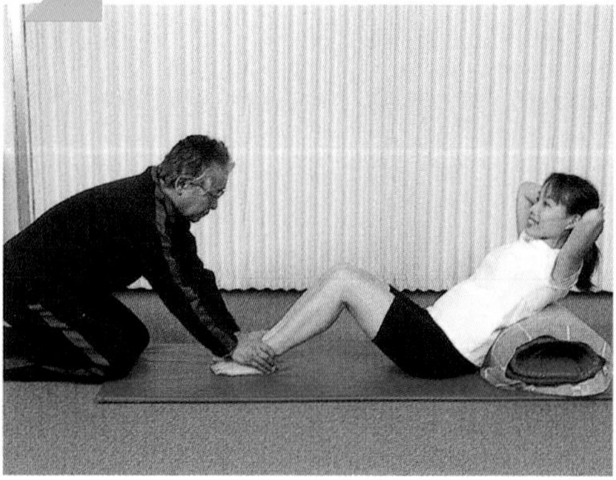

讓上身倒向墊子，然後再從該位置抬起上身。

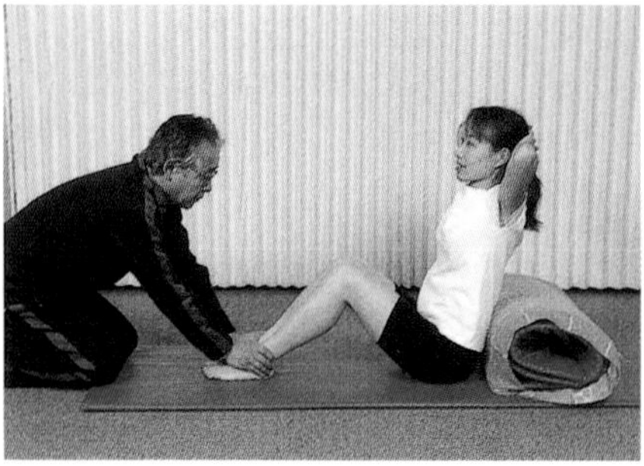

1 point 重點建議 ONE PONT ADVICE

改變墊子的高度就能夠改變負荷。剛開始時可以加高墊子，習慣之後再慢慢放低墊子的高度。

同時訓練腹肌與背肌

同時鍛鍊腹肌和背肌，使肌力維持均衡的狀態。偏重某一方面的訓練，容易導致姿勢不良，成為腰痛的原因。

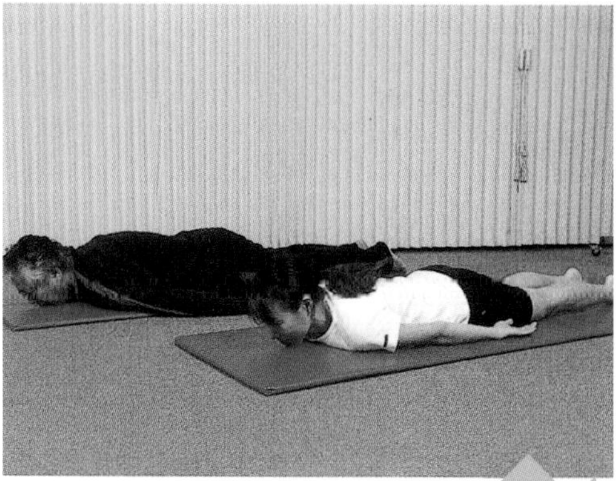

俯臥在地上，雙手手掌朝上做仰臥起坐。腳尖上抬到距離地面十公分處。

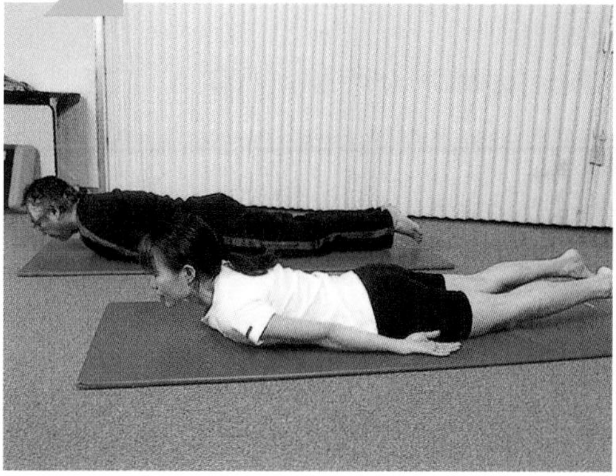

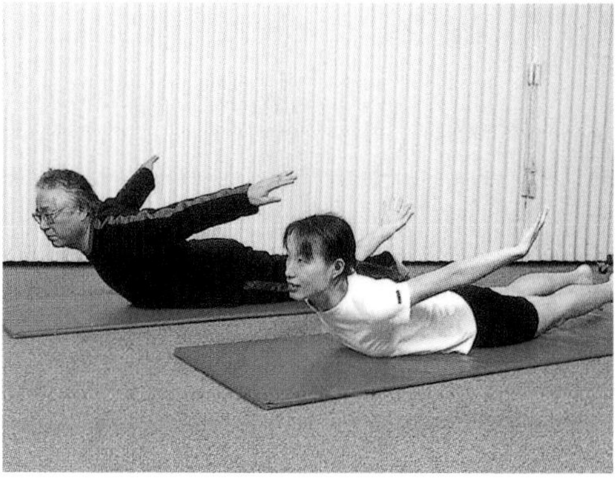

勉強抬起上身或過度後仰，反而會傷到背部。

防止體力減退
提升體力訓練

指導・主編／古賀富貴子
協助攝影／東京都健康推進財團、東京都創造健康推廣中心
攝影／森山越

最近是不是總覺得缺乏體力，稍微爬個樓梯就覺得氣喘如牛。身體疲累的人，一定要嘗試以下介紹的提升持久力的訓練。

TRAINING 1
走路和慢跑
WALIKING&JOGGING

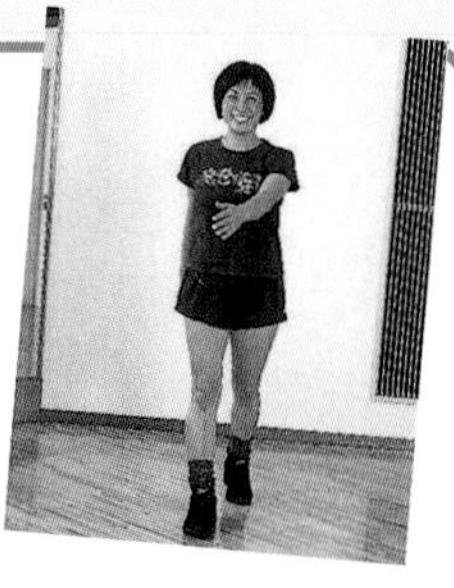

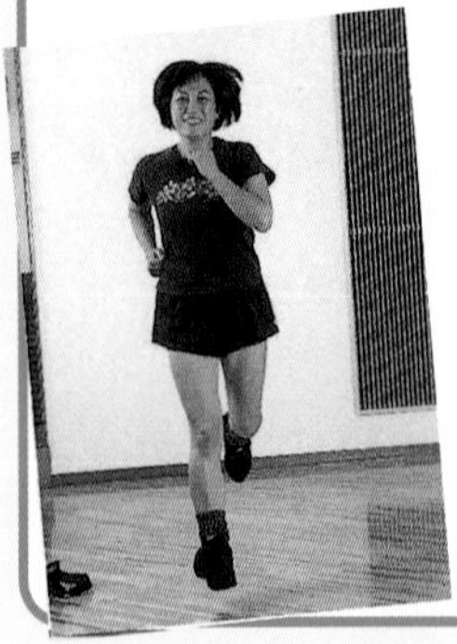

走路是提升體力最快的方法。只要你願意，隨時隨地都可以輕鬆的進行，這就是它最大的魅力。不過，走太慢了，就不具運動效果。首先要學會正確的姿勢以及適合自己的速度（節奏）。有了基礎體力後，再進一步進行慢跑。

TRAINING 2

水中漫步和運動

AQUA WALKING&EXERCLSE

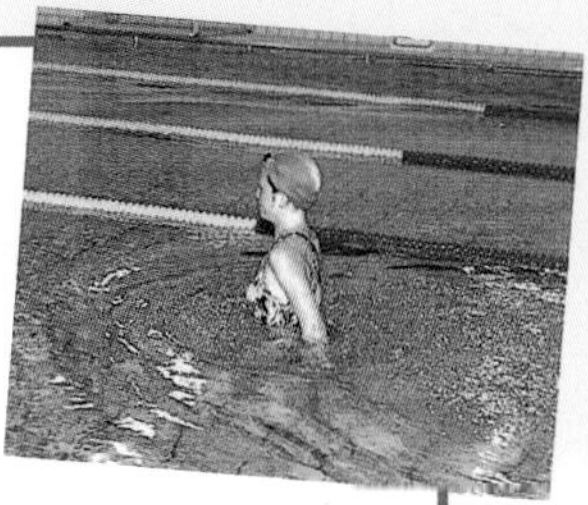

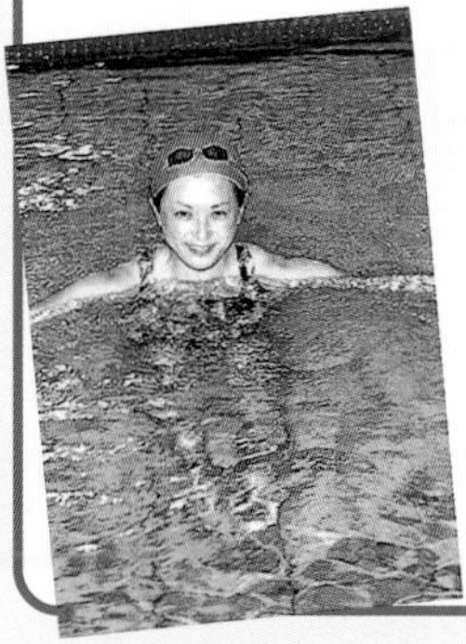

游泳池不光是用來游泳，在水中漫步就能夠提升肌力，有助於強化體力。水中運動具有在陸地上運動所無法得到的各種優點。尤其水的浮力能夠大幅減輕對關節的負擔，肥胖的人或關節有毛病的人，都能夠毫不勉強的得到運動效果。

TRAINING 3

健 身 訓 練

GYNTRAINING

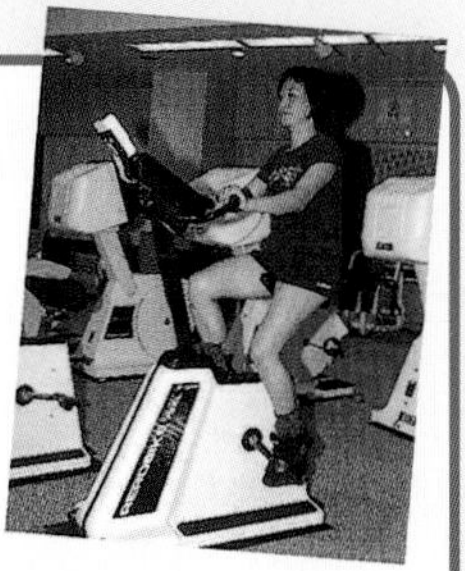

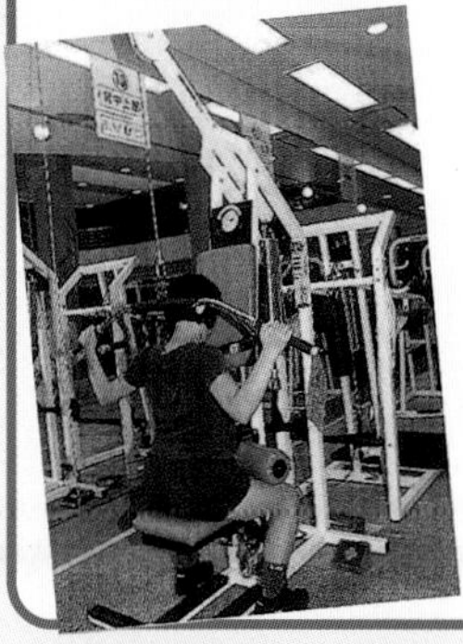

想要認真鍛鍊身體的人，可以積極的活用訓練健身房。最近，很多健身房都準備了顯示心搏數或消耗熱量等資料的儀器。好好擬訂訓練計畫，不僅能夠提升基礎體力、耐力，同時能夠減少體脂肪、增加肌肉，得到健美的身材。

開始走路吧

有氧運動的代表就是走路。因為非常簡單，所以早晨的公園裡有很多努力走路的人。為什麼走路能夠提升體力＝持久力呢？因為有氧運動能夠提升氧的利用能力。持續運動能強化心臟的幫浦功能，使肌肉的毛細血管發達，提升呼吸循環系統的功能，同時也提升了營養素的供給力，如此就能提高持久力。姑且不去理會這些難懂的知識，只要切記走路對人體非常好就夠了。

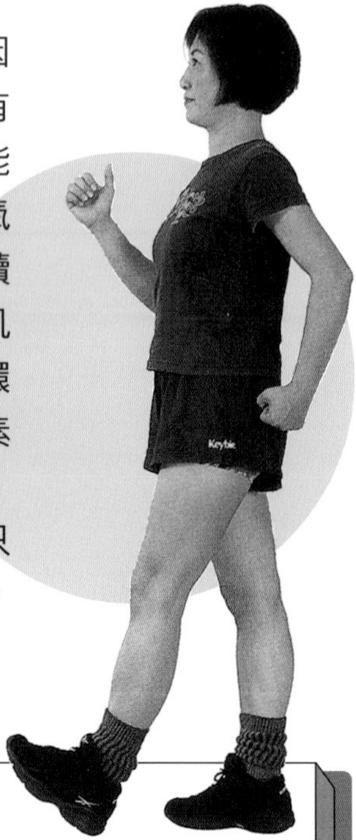

RULE of WALKING

走路的規則

- ●走路前後別忘了做伸展運動
  ……放鬆肌肉，防止受傷或疲勞
- ●用正確的姿勢有節奏的走路
  ……使肌肉均衡的活動
- ●找出適合自己的速度
  ……不可以給予太大的負荷
- ●最好持續走20~30分鐘
  ……才能夠產生有氧運動的效果
- ●持續最重要，與其重視「量」，不如重視「次數」
  ……盡可能每天走路，若無法做到起碼一週走二到三次
- ●身體狀況不好時不可勉強，要停止走路
  ……在能夠做到的範圍內快樂的走路

BASIC of FORM

首先記住正確的姿勢

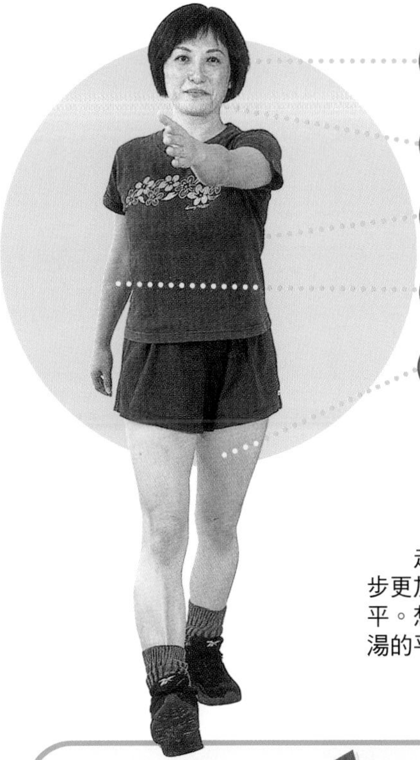

視線

將視線置於正前方10~20公尺處，一邊欣賞周圍的風景，一邊愉快的走路。

下巴

稍微收下巴，鼻子朝向正面。抬起下巴是錯誤的姿勢。

背肌

避免駝背或往前彎。要隨時注意背骨和背部的肌肉。

手

輕微彎曲或伸直手肘都無妨。不可過度用力。

腳

腳要筆直的往前移動。不可以出現內八或外八。

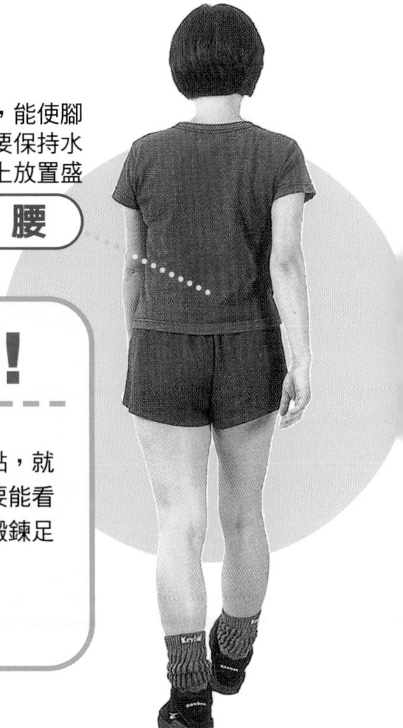

腰

走路時輕微扭腰，能使腳步更加輕盈順暢。腰要保持水平。想像在環切的腰上放置盛湯的平盤的樣子。

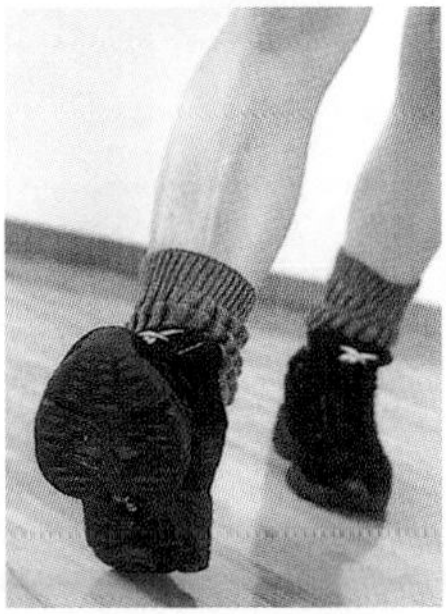

Check!!

正確姿勢的另一個重點，就是腳尖要往上抬。從正面要能看到鞋底，藉此可以刺激及鍛鍊足脛部分的脛骨前肌。

保持正確的姿勢，以一定的節奏走路

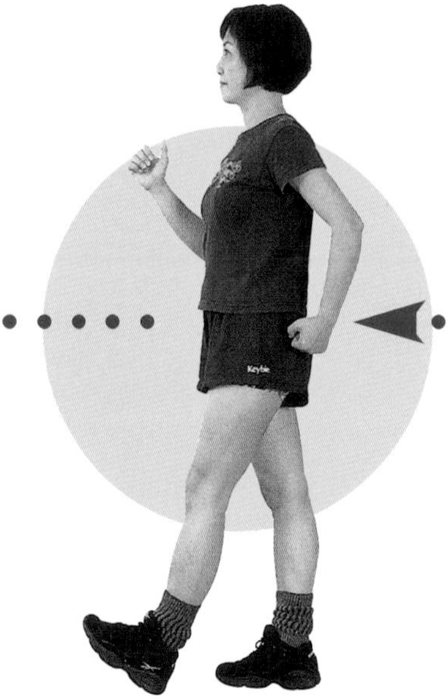

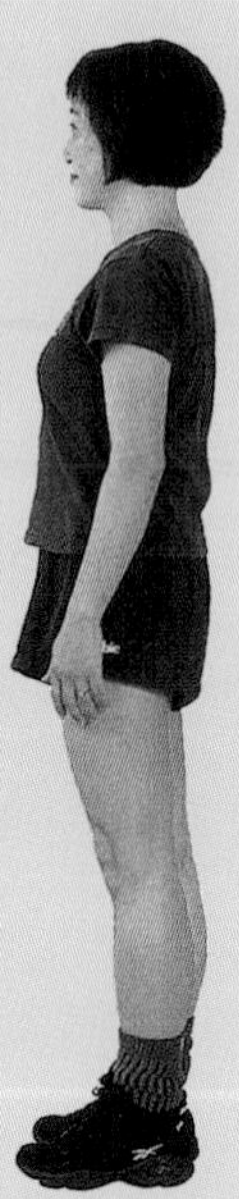

慢慢的踏出步伐

剛開始不要走太快。放鬆身體，步伐比平常稍大一些。

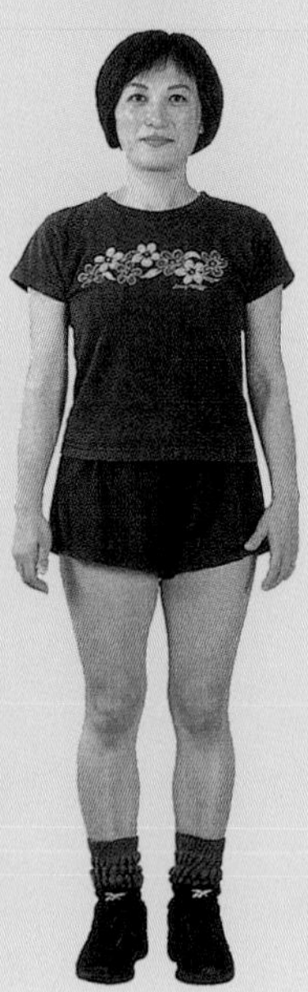

正確的姿勢是一切的基本

在邁出大步之前，先站立檢查姿勢。挺直背肌，肩膀上抬，然後陡然落下，放鬆力量。雙腳稍微打開。從側面看時，耳朵在肩膀中心的延長線上。

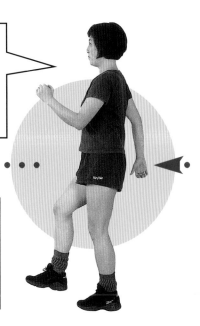

慢慢加快速度

身體習慣走路之後，就可以慢慢的用好像是「正在運動」的速度來提升節奏。感覺有些吃力即可。

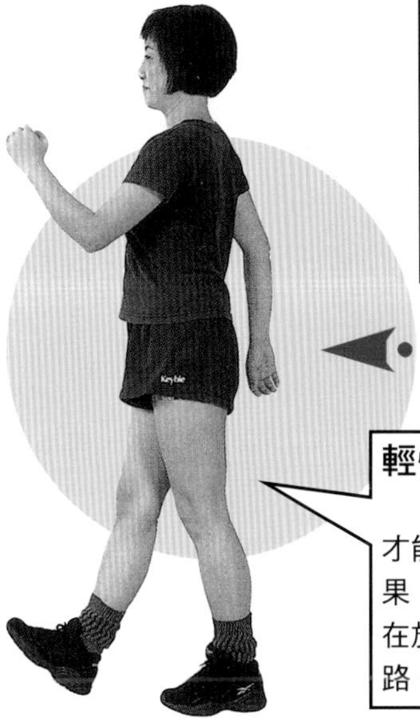

輕快＆快樂的走路

持續走20~30分鐘，才能夠發揮有氧運動的效果，但是不可勉強。重點在於要輕快、有節奏的走路。

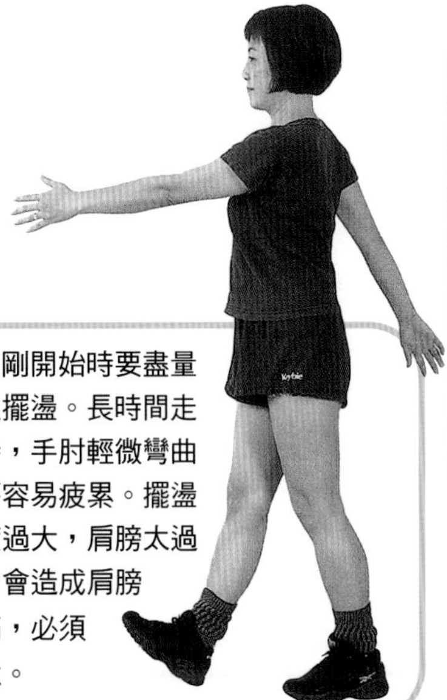

手的擺盪方式

剛開始時要盡量自然擺盪。長時間走路時，手肘輕微彎曲較不容易疲累。擺盪幅度過大，肩膀太過用力會造成肩膀酸痛，必須注意。

Check!!

╳ 不良姿勢

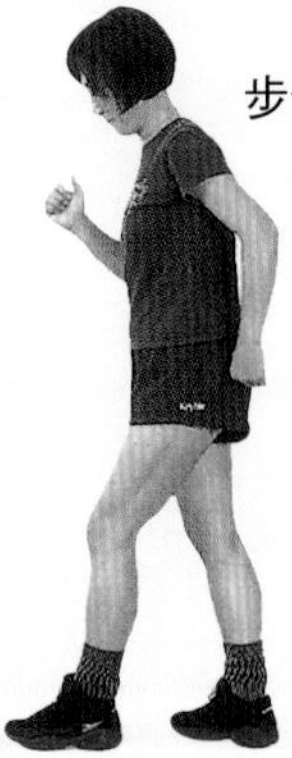

低頭、背部拱起、步伐變得狹窄都是不良姿勢，而且走路不平衡。應該挺直背肌，視線看著前方，保持正確的姿勢。為避免走路流於單調，偶爾也可以變換速度。

向慢跑挑戰

與走路相比，慢跑消耗的熱量較多，而且運動後的成就感也較大。但是相對的，對身體的負荷也比較大，所以正確的速度管理是不可或缺的。要把慢跑當成是走路的進階訓練。

JOGGING of RULE
慢跑的規則

- ●不要一開始就慢跑
  ……要先做暖身運動
- ●肥胖的人和基礎體力不足的人要先走路
  ……要先創造一個「能夠跑步」的身體
- ●感覺吃力時不可勉強，要改成走路的方式
  ……慢慢增加距離或時間
- ●目標為「不會發出聲音」的跑步
  ……順暢的姿勢與適度的速度

BASIC of FORM
檢查跑步的姿勢

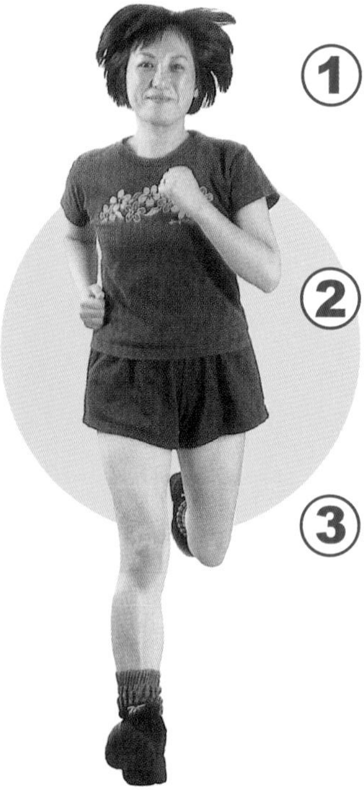

① 眼睛看著正前方，輕輕收下巴，挺直背肌，腳尖朝上，腳跟先著地，這些重點和走路一樣。手肘彎曲成九十度，放鬆包含手在內的上半身。手臂正確的擺盪是前進的重要推進力。

② 走路是單腳經常接觸地面的狀態，而慢跑（跑步）則是雙腳瞬間離開地面的狀態。隨便亂跑，則在著地時會對膝蓋和腰造成過度的負擔，因此，要比走路更注意姿勢。

③ 跑步時並不是光靠腳往前跑。腳跟先著地，然後是整個腳底著地，感覺上半身就在腳的正上方。最初以走路的速度來跑步，養成正確的姿勢。

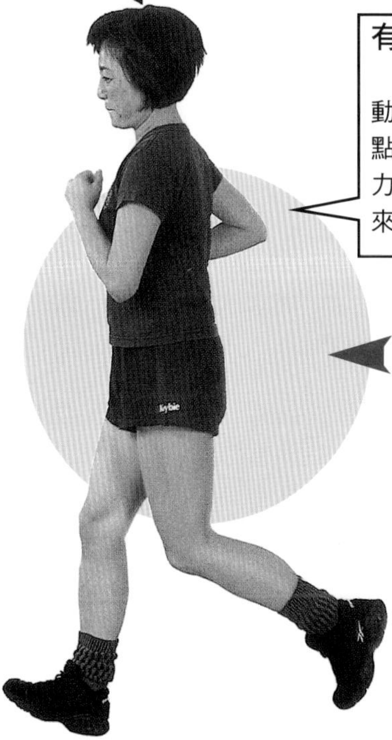

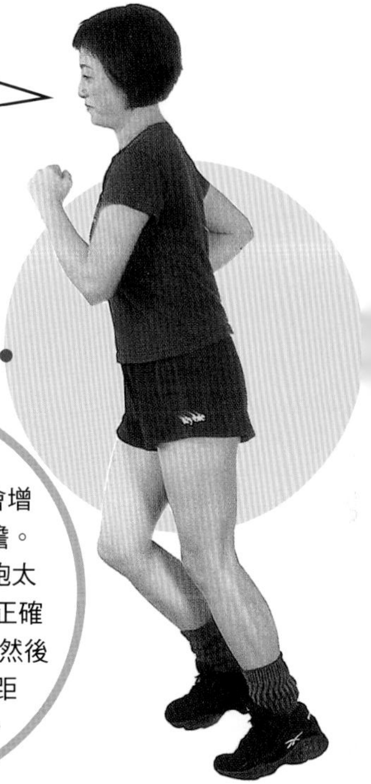

有節奏的跑步

一流的跑者其手腳的動作應該具有節奏感。重點在於要適度放鬆上身的力量。以邊跑邊跳的方式來練習。

×不良姿勢

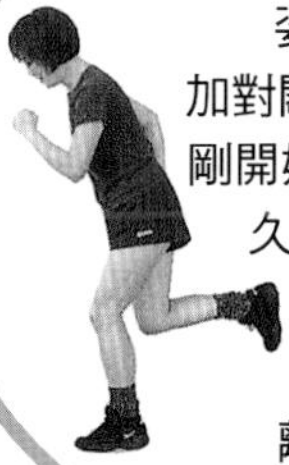

姿勢錯誤會增加對關節的負擔。剛開始時不要跑太久，要保持正確的姿勢，然後慢慢增加距離和時間。

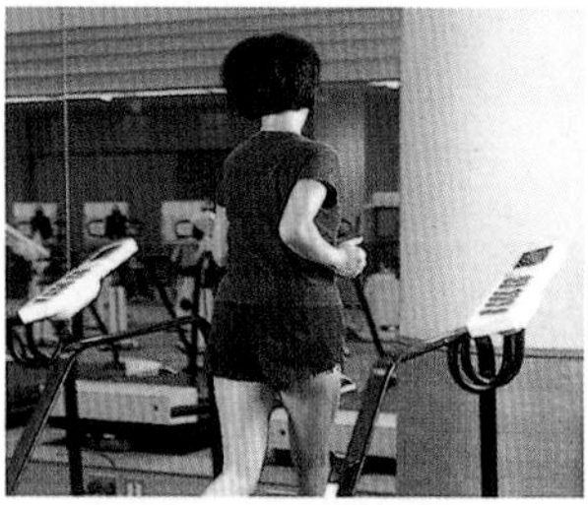

利用跑步機熟悉正確的速度

要練習慢跑的規律速度，可以使用62~63頁所介紹的跑步機。

Check!!

側耳傾聽就可以知道是否正確跑步

慢跑時仔細聽聽身體傳達的聲音。如果是傳來嘟達嘟達的腳步聲，表示身體上下震動或步伐太大了。呼吸聲太大則表示速度太快。正確的跑步，呼吸聲應該很小。

利用水中漫步和運動提升體力

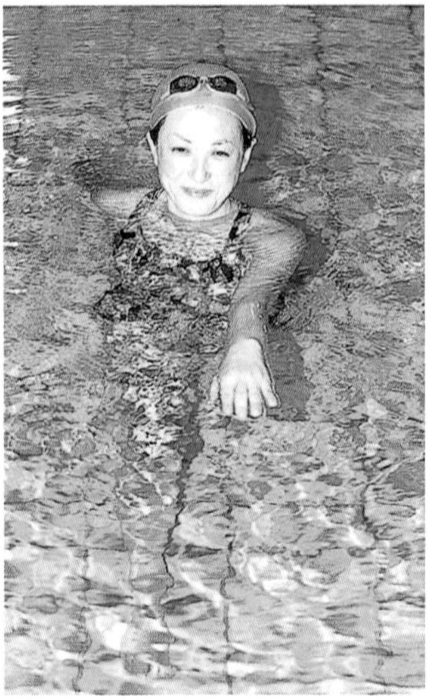

關於提升體力的訓練，特別建議各位進行接下來所介紹的水中運動。水中運動有陸地上運動所無法得到的優點。能夠減少著地時的衝擊力，基礎體力較差或是肥胖、關節有毛病的人，都能夠毫不勉強的進行訓練。可以積極利用公共設施或運動健身房的游泳池。游泳池是稍不注意就會發生意外事故的地方，要特別注意。

水中運動的4大優點

浮力

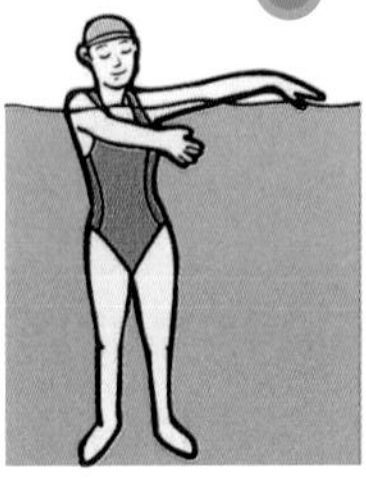

在水中的體重為陸地上的十分之一。在陸地上跳躍，著地時腳會承受體重二到三倍的衝擊，而在水中，其衝擊幾乎等於零。尤其是肥胖的人和腰部、膝蓋不好的人，以及在陸地上訓練容易傷到膝蓋和關節的人，進行水中運動時，因為不會對身體造成多餘的負荷，所以能夠有效的提升體力。此外，浮於水中具有放鬆效果。

水

阻力

在水中活動時身體會感受到阻力。水的密度為空氣的八百倍，再加上水所具有的黏性和摩擦力，就會形成對身體的阻力。使用器具的肌力訓練會讓肌肉部位的 處承受負荷，而水中運動則是全身各處都能夠承受阻力，因此能夠均衡的鍛鍊身體。此外，藉著自己的意志也可以改變阻力的強弱。游泳池是非常理想的運動機器。

水壓

在水中因為承受壓力，所以，腰圍會比在陸地上時細四到五公分。此外，在水中會自然進行深呼吸。這是因為受到水壓的影響，腹部內臟的橫膈膜往上推，促進腹式呼吸的緣故。因此，持續進行水中運動能強化心肺功能，提升體力。提高各部位肌肉的收縮運動。而且由於血管受到壓迫 ，能夠有效的促進血液循環以及身體的代謝。

水溫

人類具有維持穩定體溫的生理機能。在熱傳導率較高的水中，熱不斷的被奪走，因此，就會產生更多的熱量加以調整。在水中的熱量消耗量比在陸地上多五到七%。水中運動可以去除多餘的體脂肪，同時提升基礎體力。在水中運動體溫不會上升，所以能夠長時間訓練。

進入游泳池之前的準備

補充適度的水分、營養及伸展運動

在說明水中運動的具體做法之前，先為各位介紹安全有效的訓練準備。

身體狀況不好或受傷時不可以進入游泳池。先前說過，游泳池是容易發生意外事故的場所。過於勉強不但無法鍛鍊身體，反而會導致體力減退。

在訓練途中感覺身體不適就要立刻終止訓練，走出游泳池休息。

此外，也不要在空腹或口渴時訓練。為了防止貧血或小腿肚抽筋，要補充適度的營養及水分。

具體的做法就是喝半杯水或是喝到能夠解渴為止，並且攝取能夠防止肌肉抽筋的富含鉀的食物，例如三分之一根香蕉或一顆加州梅。運動前可以進食，但是不可吃太多。

接著，要做暖身運動（伸展運動），讓身體習慣水。

最後，就是使用游泳池的訓練，最多一到二小時。不可過度，中途最好休息一下。

習慣水

有些游泳池設定的水溫比較高，不要一下子就跳進游泳池，要養成先淋浴而讓身體習慣水的習慣。可以坐在游泳池邊，用手捧起水拍打身體。從距離心臟較遠的部位，依序用水打濕身體。

訓練完後，也要藉著淋浴沖洗掉附著在身體上的游泳池中的氯。

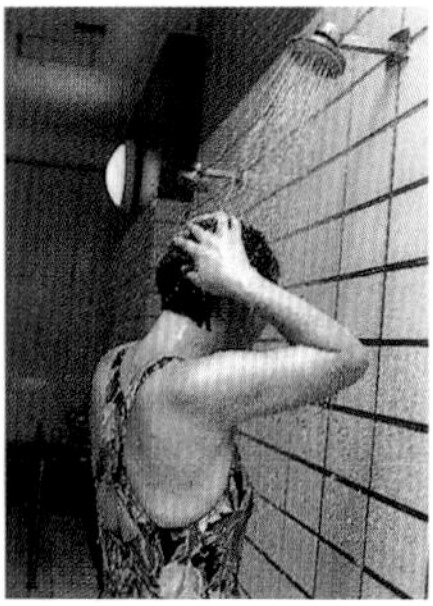

WARM UP & COOL DOWN

訓練前後的伸展例

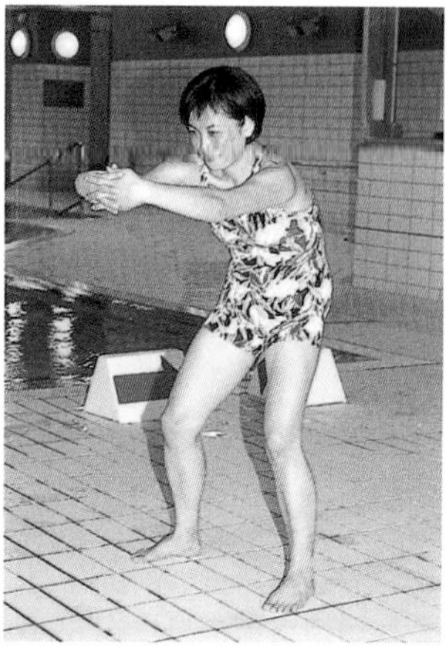

肩膀到背部、腰部肌肉都可以放鬆的伸展動作。拱起背部，眼睛盯著肚臍似的持續進行十五秒左右。

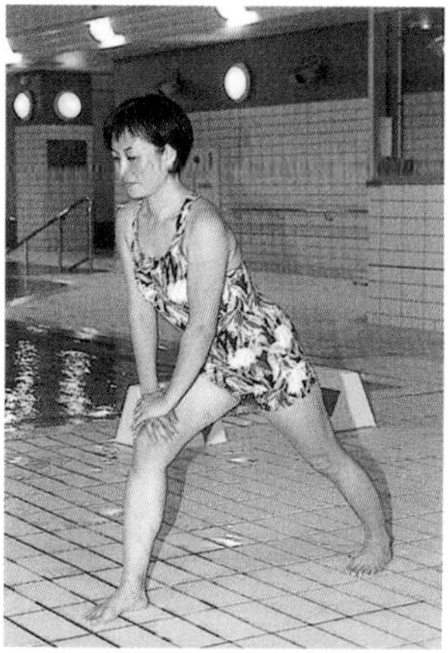

放鬆腓腸肌（小腿肚肌肉）的伸展運動。後腿一定要伸直。單腳各進行十五秒左右。

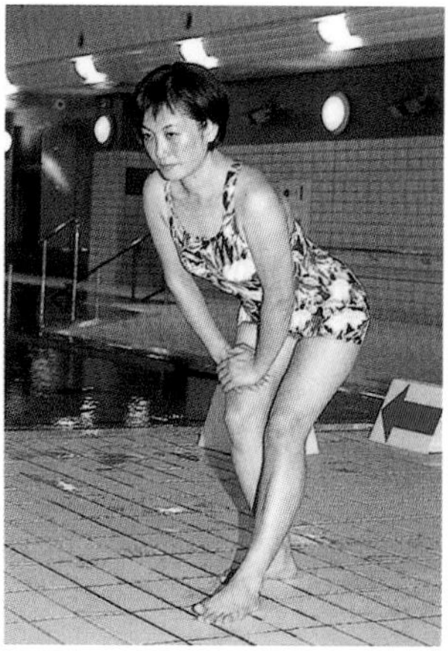

放鬆大腿內側肌肉（股二頭肌）的伸展運動。要意識到該部位。單腳各進行十五秒左右。

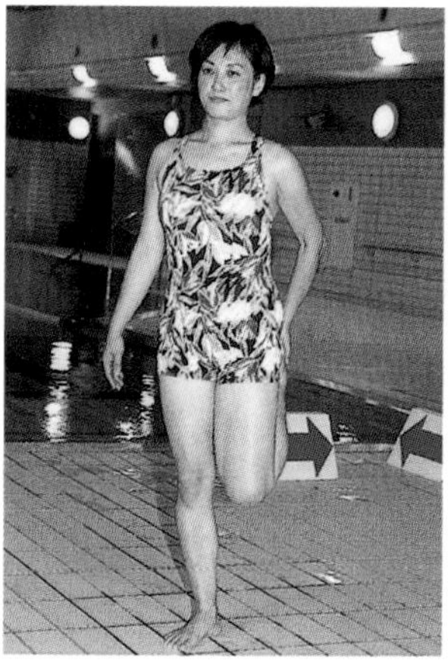

放鬆股四頭肌（大腿前側肌肉）的伸展運動。可以用手扶著牆壁以維持平衡。單腳各進行十五秒左右。

可以在游泳池邊或水中進行伸展運動。除了上記的部位之外，胸、手臂、肩膀也要充分的放鬆。在不會覺得疼痛的範圍內，要意識到放鬆的部位來做。共進行五到十分鐘。訓練後可以進行五分鐘的整理運動（內容和暖身運動相同）。

水中漫步

水中漫步是生手也可以輕易做到的水中運動。體力不好的人，也可以得到足夠的運動效果。一開始只要了解水的阻力和浮力就夠了，然後慢慢的在走路的方式上增加變化 。

BASIC of FORM

熟悉正確的姿勢

剛開始不必太在意姿勢，只要用和在陸地上一樣的步幅在水中漫步即可。

有時會因為水的阻力而失去平衡，或是為了避免倒下而身體前傾，一定要挺直背肌，利用整個身體取得平衡來走路。剛開始就進行這樣的練習吧！

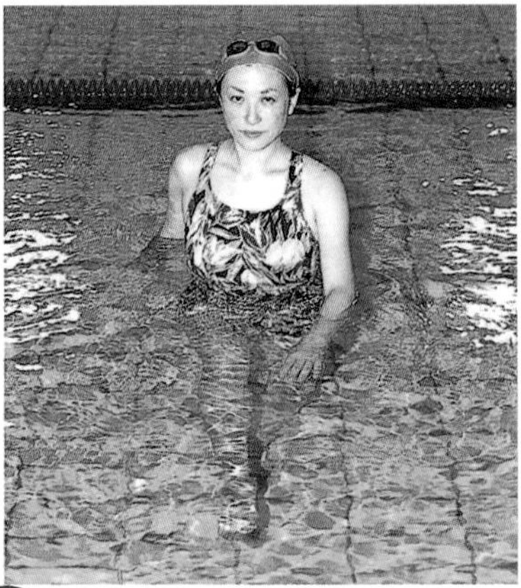

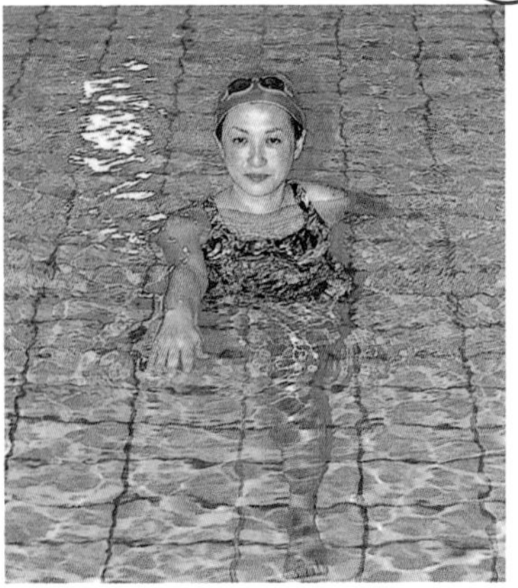

能夠像在陸地上走路之後，再進入下一個步驟。慢慢的加大步幅，最後盡量邁開大步走路。手臂也要隨著步調大幅擺動。

動作增大之後，阻力增加，就能夠提升訓練效果。身體容易朝前後左右搖晃，因此要落腰，腹肌用力才不會跌倒。

首先筆直站立，單腳上抬，落腰同時往前跨出一大步。腳底穩穩的踩著游泳池底部以支撐身體。上身不可前傾。然後用後腳的腳底踢游泳池底部往前進。

放慢走路的速度。除了提升全身的肌力之外，若能持續走二十分鐘，就能夠得到有氧運動的效果。

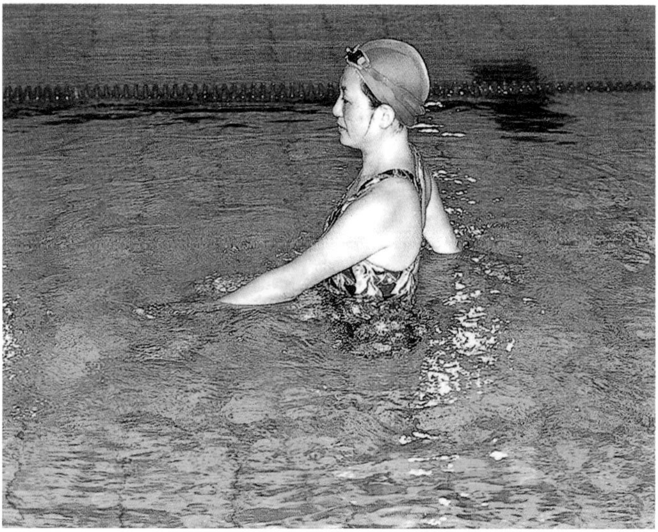

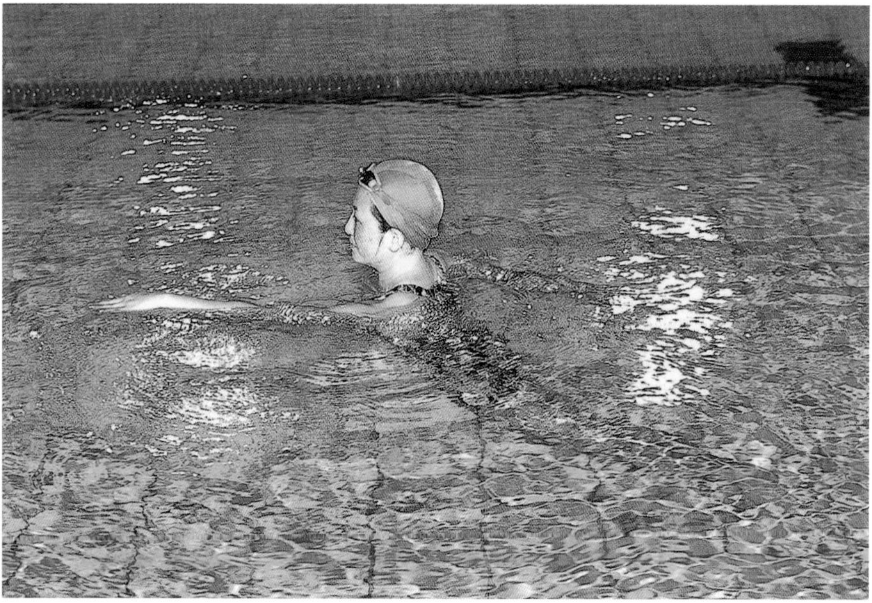

側走 SIDE WALKING

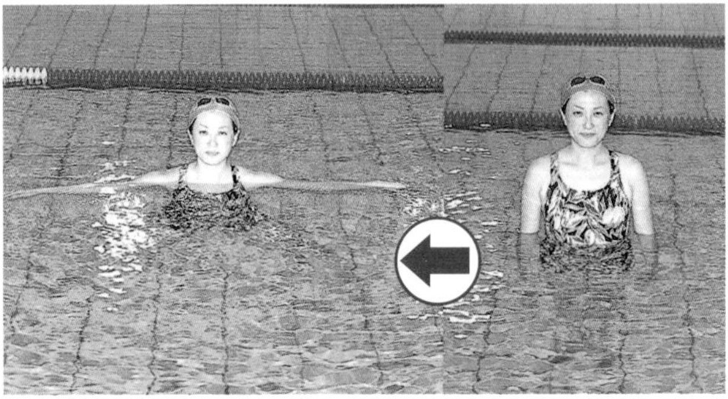

熟悉往前走的水中漫步之後，接著要向側走挑戰。如上圖所示，以螃蟹走路的姿勢為基本姿勢。如果不習慣，則上半身很難取得平衡，所以，背肌要隨時保持挺直。可以慢慢的進行，手腳要大幅度的擺盪。此外，也可以朝左右兩方向走以取得平衡。

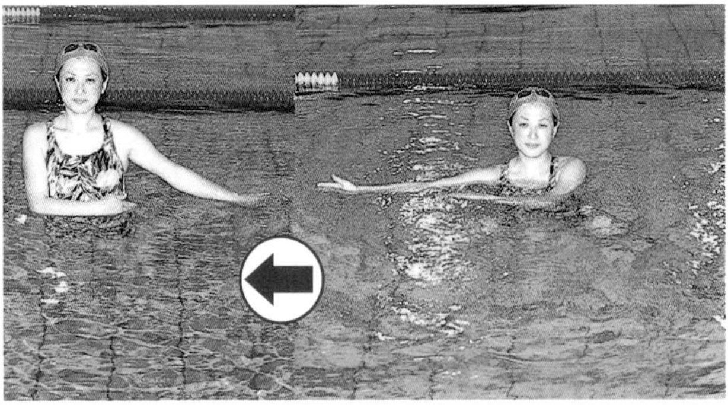

側走的變化。基本上腳部的動作相同，只是改變手臂的擺盪而已。單腳靠攏，回到原先筆直站立的姿勢，盡量用雙手撥水，如此就可以鍛鍊手臂的肌肉。也可以朝左右兩方向走。

水中漫步的變化

倒退走

BACK WALKING

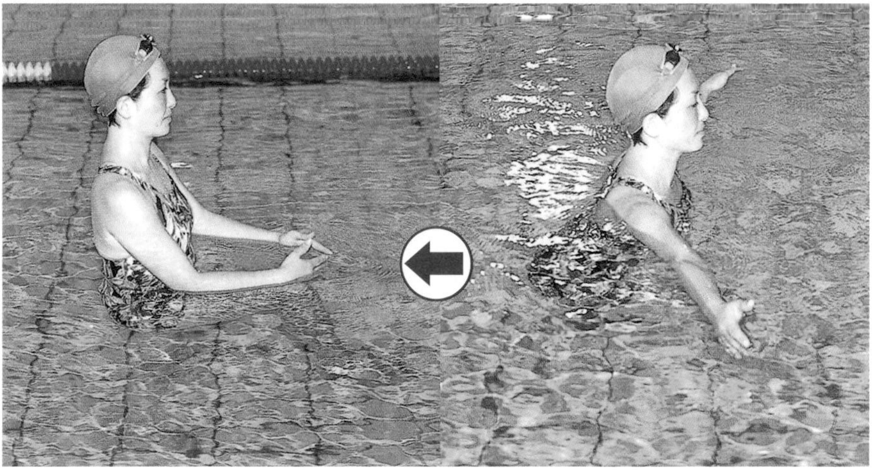

為各位介紹水中漫步另一種變化——倒退走。基本上就是向前走的相反動作。首先以不會失去平衡的步幅來走路。重點在於落腰。倒退走所承受的負荷很大，因此，可以鍛鍊腳部後側的肌肉，值得嘗試。

Check!!

手臂擺盪的變化

進行水中漫步時，手臂的擺盪具有調整訓練負荷的重要作用。實際走走看，感覺負荷太大時，可以縮小手臂的擺盪幅度。相反的，如果要增大負荷，則手臂可以進行更複雜的擺盪動作。打開、併攏手掌或使用水中用的連指手套來調整負荷。生手可以藉此取得身體的平衡，習慣後，就可以加上擺盪手臂的幅度及角度的變化，找出適合自己的水中漫步課程。

水中運動

能夠在水中漫步之後，就可以在水中進行肌力訓練等運動了。項目有很多種，在此為各位介紹三個代表性動作。也可以詢問專門指導員以增加變化。訓練過度會造成反效果，要注意。

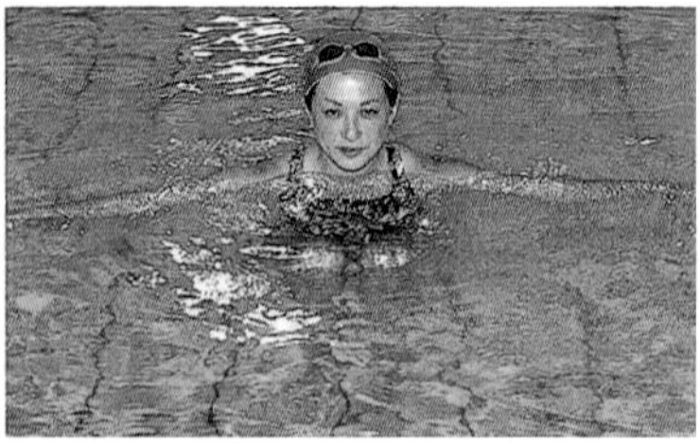

筆直站立，兩膝靠近胸部往上抬。可以強化腹肌。注意並不是跳躍動作。大約做15次。

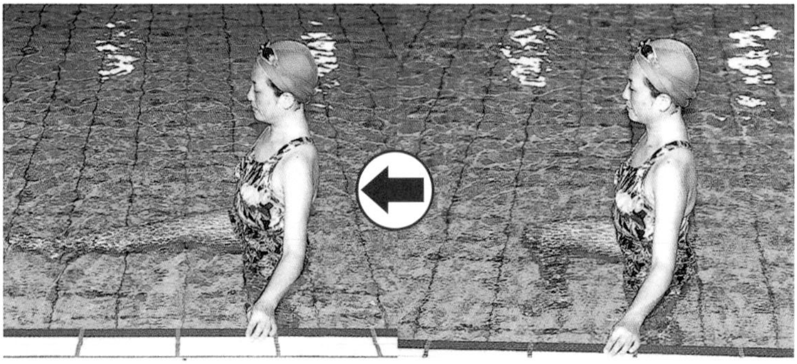

（上）：單手扶住游泳池畔，抬起單腳，然後伸直，再回復原狀。
（下）：單腳腳趾稍微上抬，然後整隻腳往後側伸直。注意腳趾不可碰到池底。單腳各做15次。

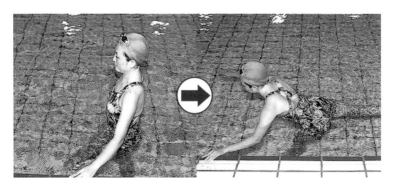

游泳

會游泳的人，做完水中漫步和運動之後，也可以將游泳當成訓練課程之一。游泳會消耗熱量，所以，和其他的訓練並行時，就要縮短時間，而且動作要放慢些，只能將其當成整個訓練的一種變化手段。不會游泳的人則如照片所示，可以利用浮板。打水的重點在於放鬆多餘的力量，讓整隻腳像鞭子一樣順暢的移動。

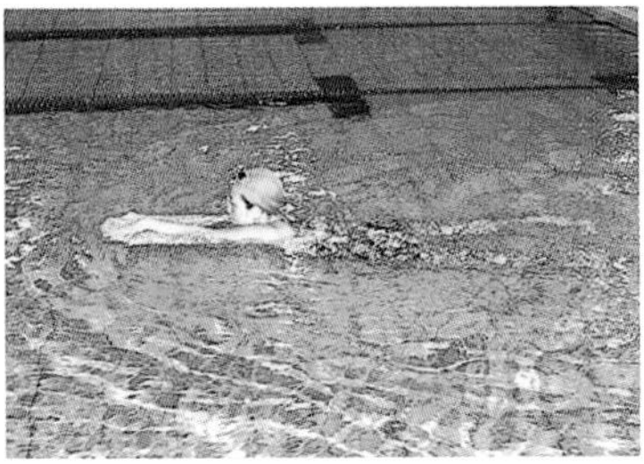

放鬆

水中放鬆運動可以治療疲憊的身體。腳置於游泳池畔，上半身浮於水面，使整個身體得到放鬆。身體容易下沈的人則如照片所示，胸前可以抱一個浮板。這時頭腦要盡量放空，讓身心都能夠煥然一新。時間太久會使身體寒冷，必須注意。

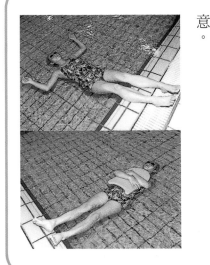

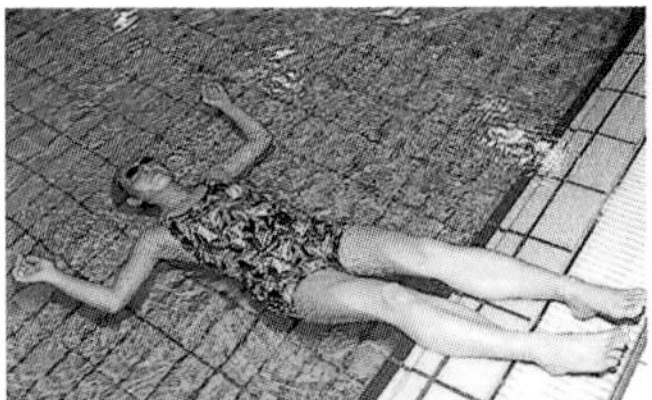

健身房訓練入門

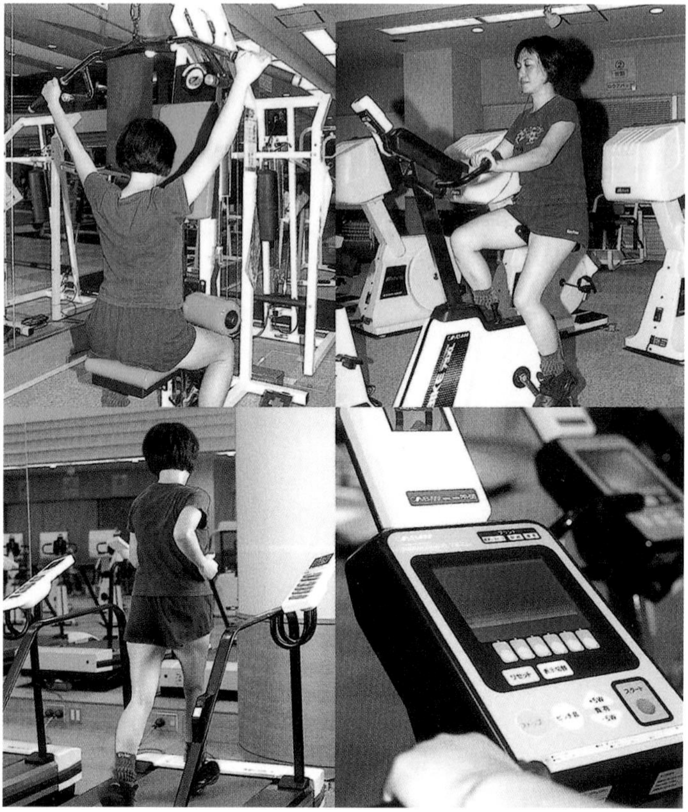

有些人認為，只有體力好、想提升自己體力的人才會上健身房，自己並不適合……。的確，健身房有些機器是有體力的人才能夠使用。我們也經常看到一些身材壯碩的人會利用這些機器做訓練。

不過，沒有體力的人或生手也可以到健身房進行訓練。不明白之處可以請教教練。

健身房並非只是用來健身或提升力量。健身房不會受到天氣或氣溫的影響，可以巧妙的利用以提升自己的體力。

GYM TRAINING of RULE

健身房訓練的規則

- 使用器具前一定要做伸展運動
  ……放鬆肌肉以防受傷
- 首先從較輕的負荷開始
  ……不可以一開始就接受太重的負荷，要慢慢的增加重量
- 有氧運動系列的機器每種以 20~30分鐘為限
  ……可以有效的減少多餘的體脂肪
- 提升肌力系列的機器每種要做15下
  ……首先從不勉強的次數開始做起
- 經常注意到正在運動的肌肉
  ……藉此可以提升運動效果
- 訓練課程要富於變化
  ……不要偏重於某一項，要使用多種器具

補充水分及營養的問題

在健身房訓練的人，一定要具備補充水分及營養的知識，如此才可以防止訓練時體力耗盡，同時迅速去除肌肉疲勞。在訓練的一小時前，要吃通心粉等以碳水化合物為主的簡餐。沒時間吃東西的人也要吃一根香蕉，絕對不可空腹做訓練。其次就是訓練時要多補充水分。飲料最好是水，運動飲料或純果汁的熱量過多，最好稀釋後再喝。訓練結束後馬上補充維他命B群，可以迅速消除肌肉疲勞。純柳橙汁等容易被吸收，也不錯。1～2小時後要好好的吃正餐。

跑步機

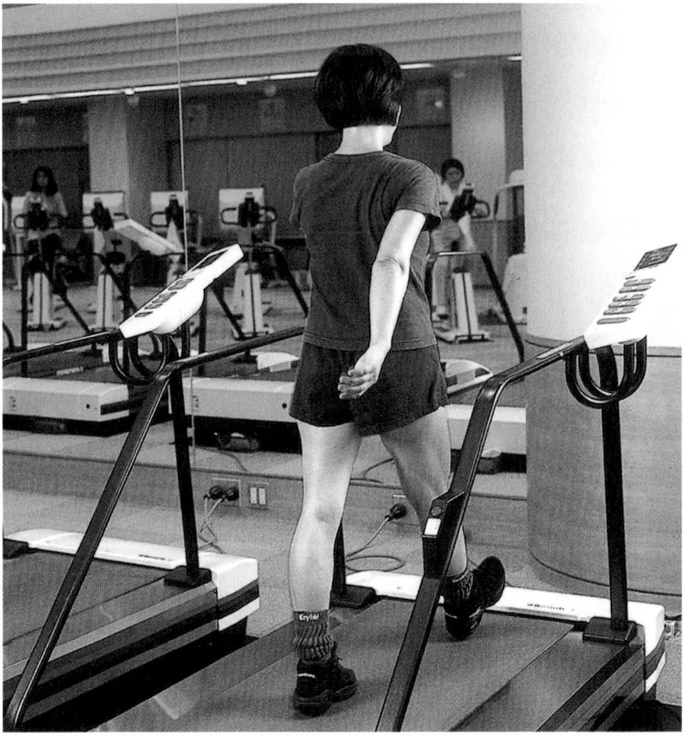

有氧運動系列的三大機器之一，就是跑步機。下雨天無法到室外慢跑或走路時可以利用跑步機。方法很簡單，只要藉著操作面板調節速度和傾斜度即可。剛開始要以較慢的速度做暖身運動，然後再慢慢加快速度。瞬間大幅加速會超過身體的負荷，必須注意。為了提升有氧運動的效果，要持續進行二十到三十分鐘。

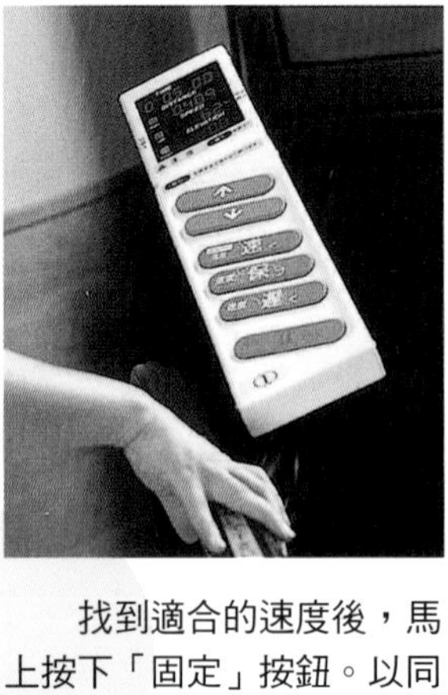

找到適合的速度後，馬上按下「固定」按鈕。以同樣的方式操作傾斜角度。

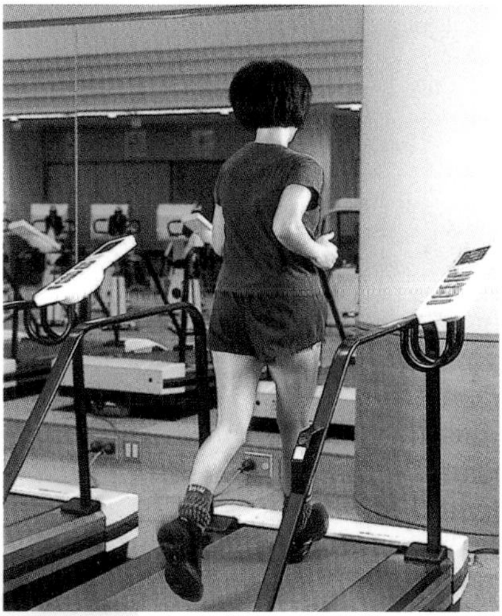

以稍感吃力的速度跑一段時間。最快的速度幾近於全力衝刺的速度。

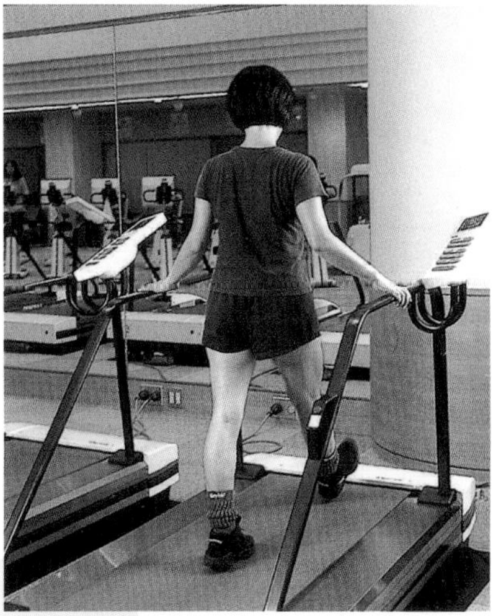

生手要抓住左右的扶手，習慣機器的運轉方式。

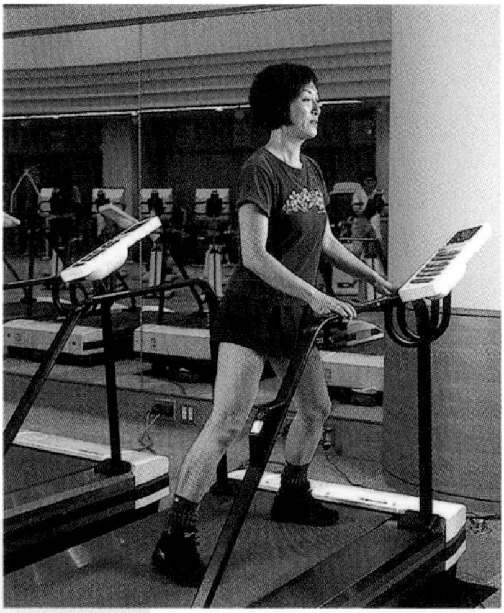

有時可以加入側走的訓練，避免訓練過於單調。

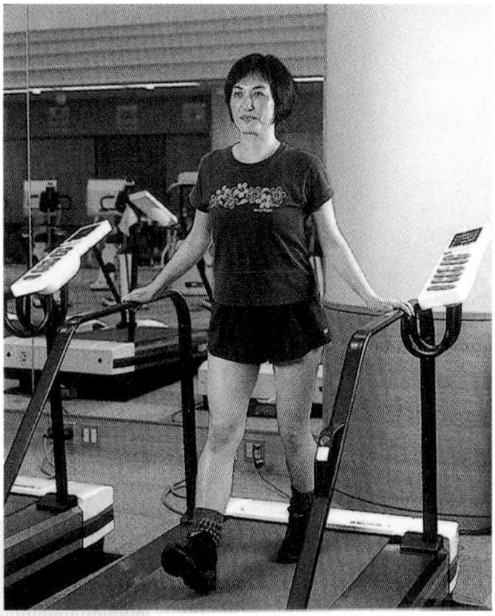

改變旋轉方向就可以變成倒退走的訓練。但要特別注意速度。

有氧健身車

有氧健身車最大的優點，在於體重不會直接成為運動負荷。沒有體力的人或剛開始上健身房的人可以使用這種機器。此外，可以控制負荷的大小，與普通的健身車相比，可以得到更大的訓練效果。若要當成有氧運動來進行，則最好持續騎二十分鐘以上。結束後，要擦掉把手和坐墊上的汗水，這是一種禮貌。

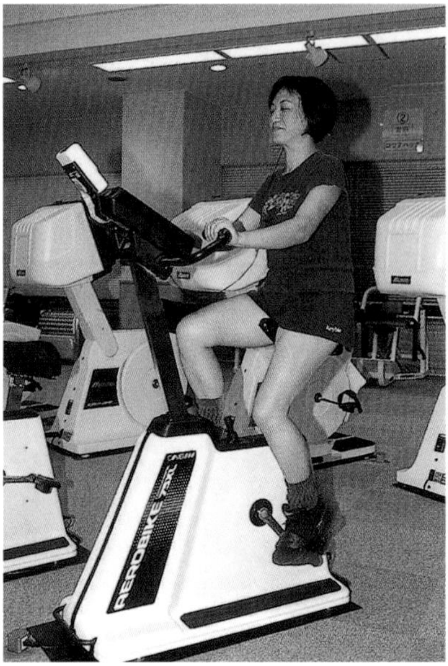

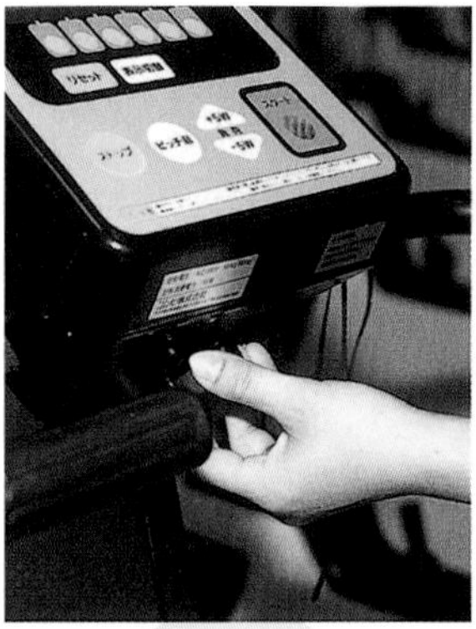

有些機型可以自行調整把手的高度和角度，但不必太在意。

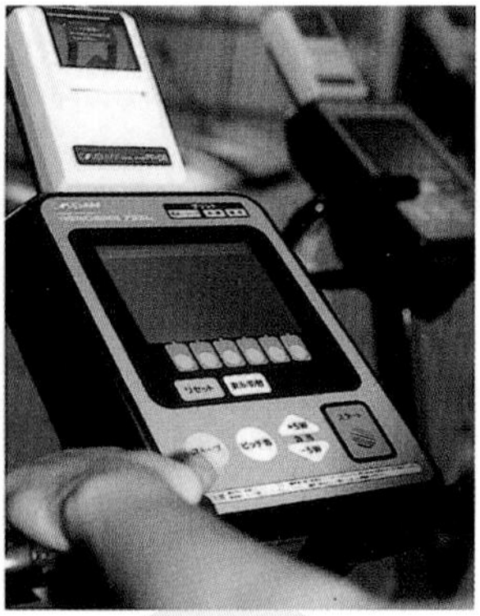

最近的機器可以測量脈搏跳動次數，事前輸入自己的資料，就可以自動組合最適合的運動形態，有些甚至還會顯示運動所消耗的熱量或距離等。

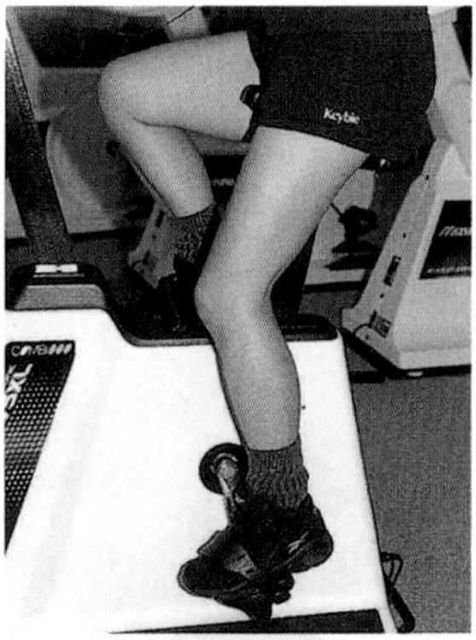

騎之前要調整坐墊的高度。標準如照片所示，在下方的腳的膝蓋稍微彎曲即可。重點在於要挺直背肌，保持上身挺直。

器

登山踏步機

三大有氧運動系列機器的最後一個，就是登山踏步機。類似爬樓梯的動作，腳底踩著踏板，對於膝蓋、關節的衝擊比較小。動作看似簡單，但實際做起來還蠻吃力的。

可以調整負荷大小和踩踏深度，沒有體力的人可以從最輕的負荷開始做起。要抓住左右的握把以支撐身體。

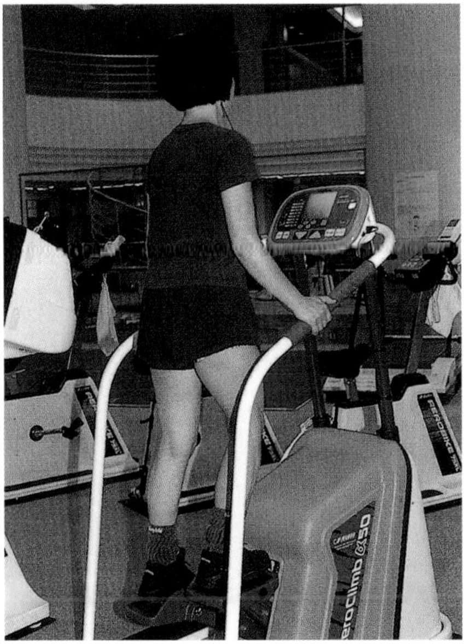

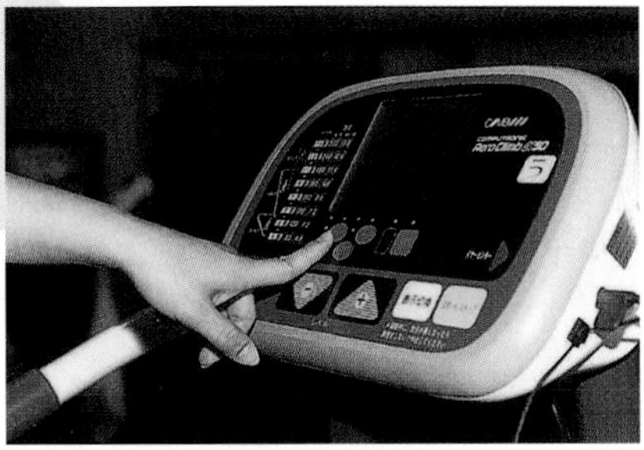

最新型的機器除了可以調整負荷之外，還可以輸入自己的資料，計算出最適合的運動方式，同時顯示運動後的各種資料。若不明白使用方法，可以請教教練。

Check!! 基本上從這三大機器開始練習

不論哪一個健身房，都會放置以上所介紹的三種機器。若能持續進行二十分鐘以上，則除了能夠強化主要肌肉以及心肺功能之外，還能當成有氧運動燃燒體脂肪。聰明的使用就能提升體力。

到健身房去，除了有氧運動系列的機器之外，還可以挑戰各種機器。均衡的強化全身肌力，確實提升運動能力。在健身房一定會有教練，不懂之處就要請教教練。訓練過度會造成肌肉疼痛，要注意。沒有體力的人，首先要好好的鍛鍊基礎體力，把真正的肌力訓練當成進階步驟。

上背部訓練機

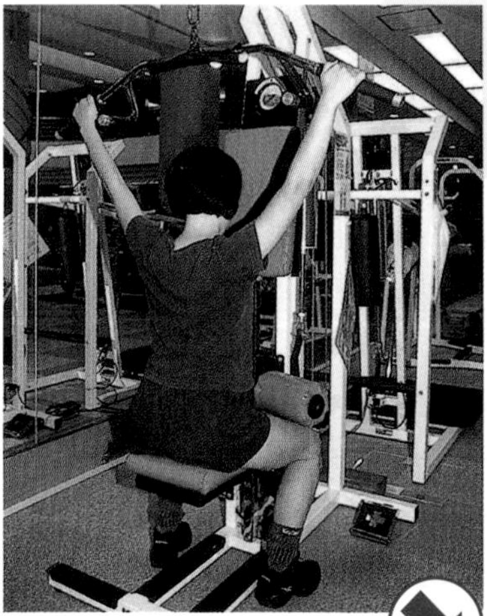

上背部訓練機，主要的效果在於強化肩膀到背部的背闊肌。坐在上背部訓練機拉桿的正下方，雙手抓住拉桿。手肘伸直垂掛在拉桿下，然後開始動作。可以藉著腳邊的踏板調整負荷大小。

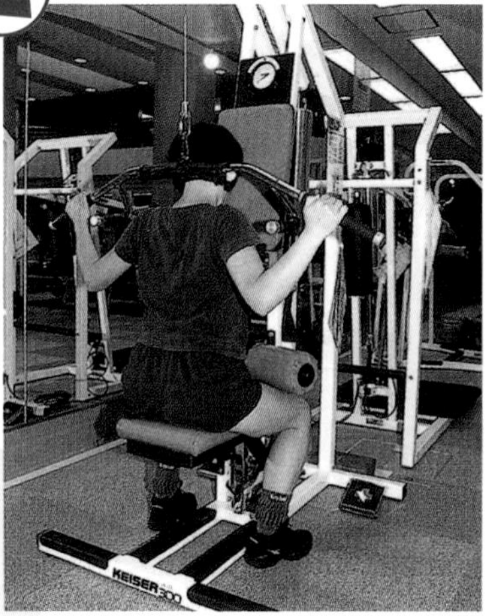

並非使用手臂的力量拉下拉桿，而是使用背部的肌肉。拉下後以碰到頭部為標準。拉下來的速度稍快，還原時動作放慢。大約做十五下。拉桿不要置於頭部後方，落在面前比較好操作，但這時必須反手握拉桿。

擴胸機

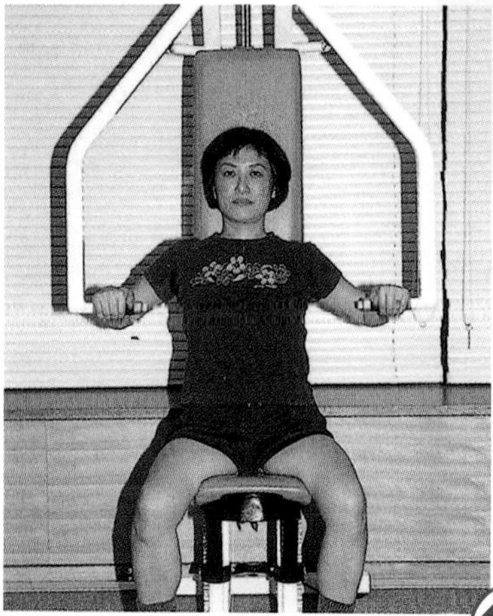

可以鍛鍊胸大肌、手臂、肩膀肌肉。使用方法很簡單，如照片所示，坐在坐墊上，背部靠著椅背，雙手抓緊拉桿，感覺好像是往前突出似的移動手臂。意識到正在使用胸部、肩膀和手臂的肌肉。大約做十五下。

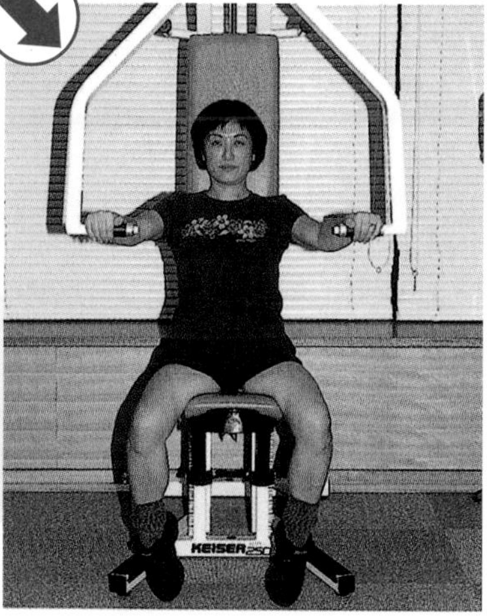

訓練的重點在於，並非靠機器的力量讓突出的手臂立刻回到原先的位置，而是稍微減緩手臂的力量，慢慢的回到原位。這樣動作就會減慢一些。

Check!!

呼吸的方法也是重點

使用肌力訓練機時，要充分注意呼吸的方法。絕對不可以停止呼吸。重點在於要慢慢的深呼吸，腹式呼吸是最好的。依序吸氣、吐氣，這是使用機器的基本呼吸法。但若是使用上背部訓練機，則是按照吐氣、吸氣的順序呼吸。

按照身體的部位來防止老化！

眼睛、牙齒、頭髮等在意部位的總檢查

主編／藤本大三郎（理學博士。東亞大學研究院教授、東京農工大學名譽教授）
插圖／永田德治郎
採訪／藤田記子

不論是誰，年紀大了頭髮都會變少或變白，皮膚也會出現皺紋或斑點，眼睛老花，骨骼脆弱，容易骨折。這就是老化的現象。延緩老化是每一個人的願望。近年來逐漸了解老化的原因，也逐漸確立治療法和預防法。在此就各部位來探討防止老化的方法。

引起老化的因素是什麼？

引起老化的因素包括遺傳因子、環境因子。遺傳因子就是在人類基因中輸入了成長與成熟的指令，同樣的也輸入了老化或死亡的指令。近年來盛行研究基因，但還是無法阻止老化或死亡。

然而，在日常生活中只要稍加注意環境因子，就可以遠離造成老化的因子。代表例就是在體內發生會損傷細胞的活性氧。不要產生活性氧或是消滅活性氧，就可以防止老化。

方法就是不要吃得過多，不要運動過度，要避免壓力。此外，要多吃含有豐富維他命C、維他命E、β胡蘿蔔素等的蔬菜和水果，富含多酚的葡萄酒也有效。

防

隨著年齡增長會自覺到什麼老化現象？

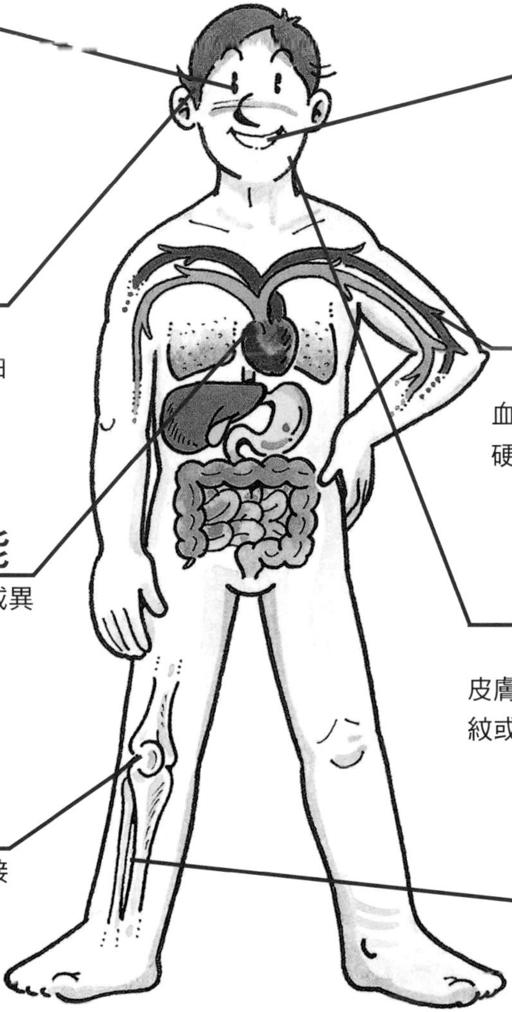

眼睛

老花眼

頭髮

容易掉髮，頭髮變少、變白

免疫機能

防禦細菌或異物的系統衰弱

關節

手腳的銜接部分疼痛

牙齒

牙齦組織退化，牙齒鬆動、掉落

血管

血壓上升（高血壓），血管壁變硬（動脈硬化）

皮膚

油脂分泌不足，皮膚乾燥，形成小皺紋或斑點

骨骼

骨骼脆弱，容易骨折。彎腰、駝背

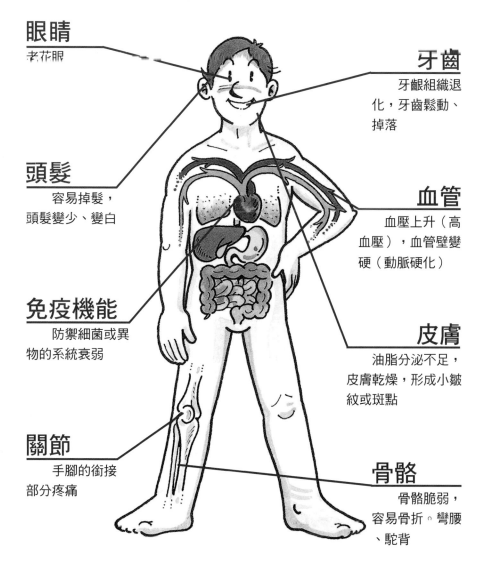

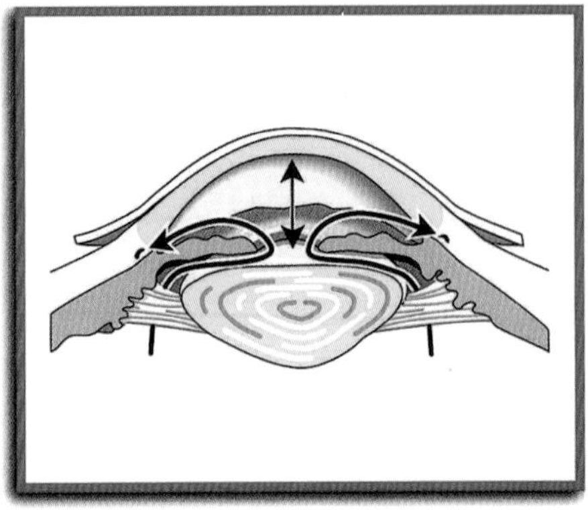

眼睛 eye

老花眼

症狀

察覺老化的第一步就是眼睛退化。看不清楚近處的事物或甚至看不見，報紙必須拿得遠遠的才看得清楚，而近視的人不用戴眼鏡就可以看報紙。也就是變成遠視的狀態，這就是老花眼（老人性遠視）。

無法好好的調整焦距

眼睛看東西的時候，是藉著睫狀肌的力量改變晶狀體的厚度，讓光折射在視網膜上，對準焦距。

看近處時，晶狀體變厚，強烈折射光線。

年紀大了之後，晶狀體變硬，而失去彈性，睫狀肌也退化，無法順暢的調節晶狀體使其變厚，因此，看近處時無法對準焦距。

目前還無法完全了解晶狀體會隨著年齡增長而變硬的原因。與其他臟器相比，晶狀體的蛋白質非常多。

而蛋白質的分子與分子之間每年都會增加架橋，這可能就是晶狀體變硬的原因吧！

眼

晶狀體變硬、失去彈性，睫狀肌退化，就會造成老化

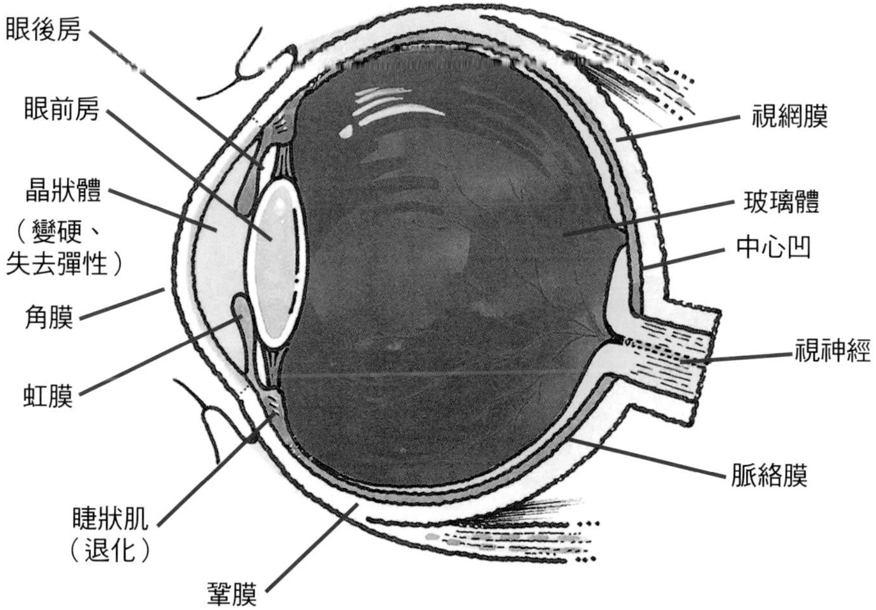

看不清楚時就要戴老花眼鏡

過了四十歲，就會有老花眼，看不清楚卻要勉強去看，會造成肩膀酸痛或頭痛。看不清楚近處就要戴上老花眼鏡。看不亦即藉著凸透鏡的特性，幫助眼睛折射光線、對準焦距。

白內障與老化有關

具有透鏡作用的晶狀體必須是透明的，然而年紀大了就會慢慢的變得混濁，透明度降低，看不清楚。這就是老人性白內障。過了六十歲，六十到七十%的人、過了八十歲大約一百%的人都會出現混濁的現象。但不見得出現混濁現象就會妨礙視力。由於外科治療進步，現在已經可以安全、輕易的治療白內障。最近還開發出人工晶狀體。

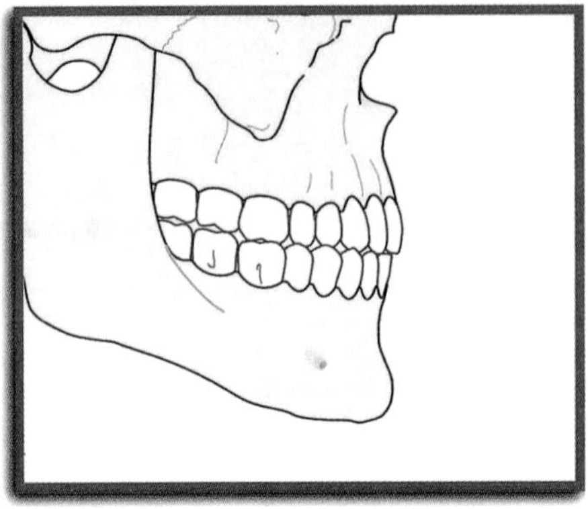

牙齒
teeth

牙齒鬆動、掉落

症狀

年紀大了，牙齒會鬆動，無法咬硬的東西。一旦惡化，牙齒就會掉落。根據某項統計資料顯示，六十歲平均會掉十幾顆牙齒。不少老人牙齒全掉光，滿口都是假牙。

支撐牙齒的組織老化

上了年紀之後，牙齒發黃、磨損、脆弱，牙齒本身就會老化。但會掉落並不是牙齒本身的變化，而是支撐牙齒的牙齦組織老化或疾病所造成的。

牙周組織是支撐牙齒使其深入顎骨的組織，是由齒槽骨、齒根膜、牙齦等所構成。年紀大了之後，齒槽骨的骨量減少，高度降低。齒根膜主要是由膠原纖維構成，上了年紀後，纖維構造出現變化，牙齦就會慢慢的萎縮。結果牙齒根部露出，就像是牙齒長長了。而支撐牙齒的牙周組織當然也會退化。

食物殘渣積存在牙齦和牙齒的縫隙間

露出的牙齒根部容易罹患

牙

牙齒是否脆弱
在於牙周組織的力量

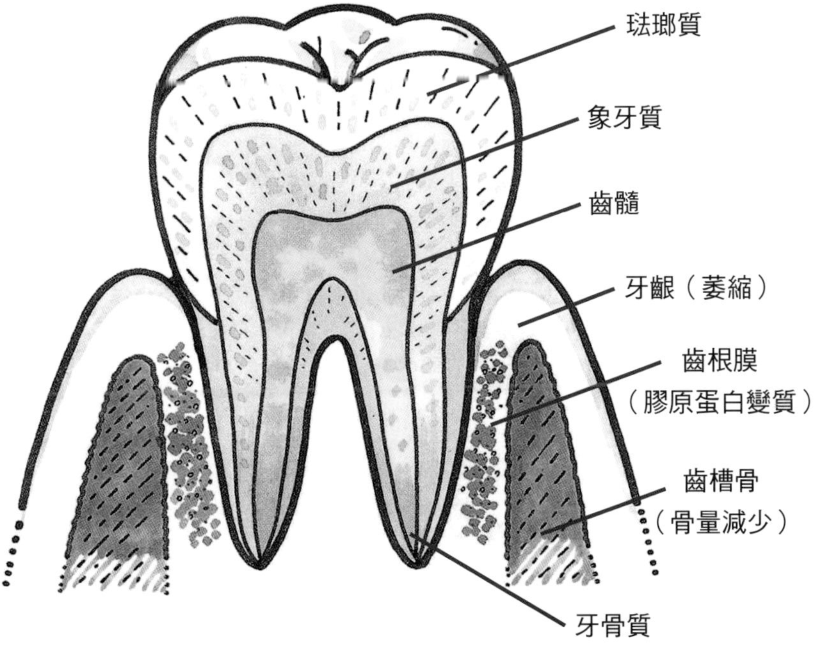

牙周病，即所謂的齒槽膿漏。

牙齒與牙齒之間形成縫隙，而牙齒與牙齦之間則形成所謂的袋狀縫隙，食物殘渣積存在此處，微生物附著而形成牙垢或牙結石，導致發炎。發炎症狀慢慢到達深處時，就會侵襲齒槽骨和齒根膜，使得齒槽骨和牙齦更為惡化，支撐牙齒的力量減弱，牙齒變得鬆動，最後掉落。

掉了一顆牙，則剩下的牙齒就會傾斜或移動位置，無法正確咬合。而剩下的牙齒也會變得脆弱，然後慢慢的掉落。

最有效的預防法就是正確的刷牙

為了避免牙垢或牙結石附著而引起發炎，清潔牙齒很重要。最有效的方法就是正確的刷牙。每天仔細的刷牙，就能有效的加以預防。

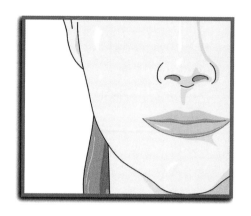

皮膚 skin

症狀

生成小皺紋、斑點

外表上最明顯的就是皮膚老化。年紀大了之後，皮膚鬆弛，生成皺紋。隨著年齡增長，皺紋加深、變多，範圍擴大。此外，膚色也會隨著年齡的增長而變黑。一部分的皮膚會長出斑點狀的色素或失去顏色。

乾燥是皮膚的大敵 保護皮膚免於紫外線之害

皮膚是由表皮及其下方的真皮所構成。表皮又可以分為由油脂薄層所構成的皮脂膜以及具有防護作用的角質層。表皮可以保持水分，具有防止水分蒸發的重要作用。

然而隨著年紀增長，皮脂腺分泌油脂不足，保持角質層水分的力量減弱。此外，汗腺排出的汗量減少，表皮失去水分，皮膚也變得乾燥。一旦乾燥，皮溝會形成方向性，然後逐漸變深，形成小皺紋。

另方面，形成深而大的皺紋，其原因是膠原蛋白纖維量減少以及變質所造成的。表皮下方的真皮有膠原蛋白纖維及彈性纖維等纖維成分，決定皮膚的強韌性、柔軟性與彈性。上了年紀後，這些部分出現異

角質層的水分減少，生成小皺紋

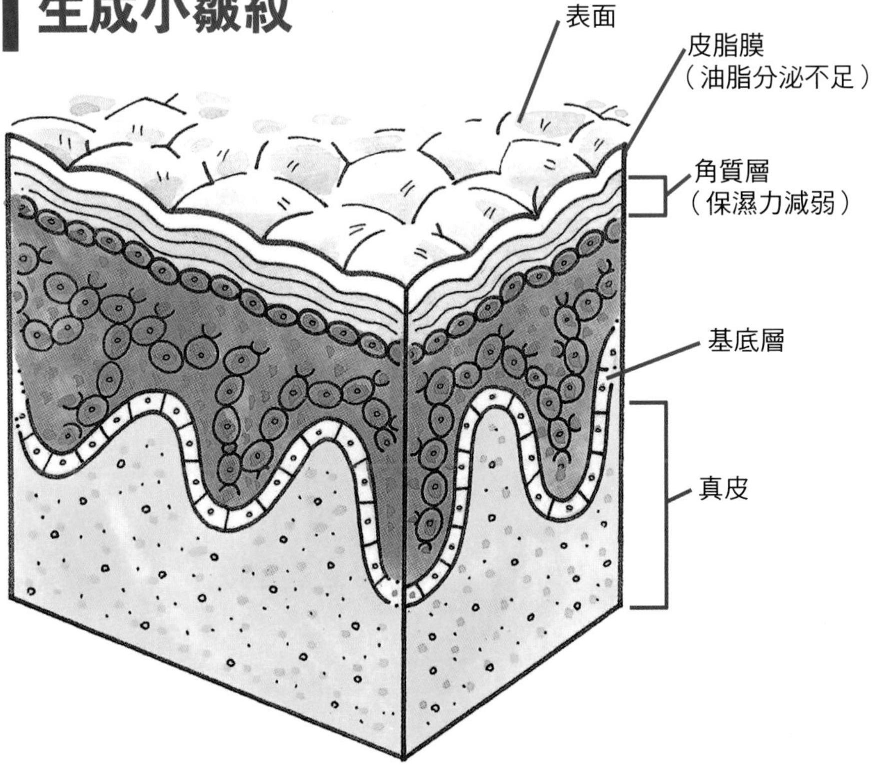

常，使得皮膚失去彈性，形成深而大的皺紋。

皮膚受到陽光以及乾燥等外界因素的影響，同時也受到細菌或化妝品等的影響。不過影響最大的，就是陽光中的紫外線。

紫外線會誘導分解膠原蛋白纖維或彈性纖維的酵素，使得皺紋固定下來，無法復原。

紫外線也是生成斑點的原因。隨著年齡增長，決定膚色的黑色素失去平衡，在某些部位生成過多，某些部位缺乏，而紫外線會使這些部位更為惡化。

要防止皺紋或斑點，最好不要讓皮膚接觸到陽光。會引起老化的是具有高能量的紫外線A和紫外線B。目前市面上有多種保護皮膚免於這些紫外線傷害的隔離霜。而避免乾燥的方法則補充水分與油分。

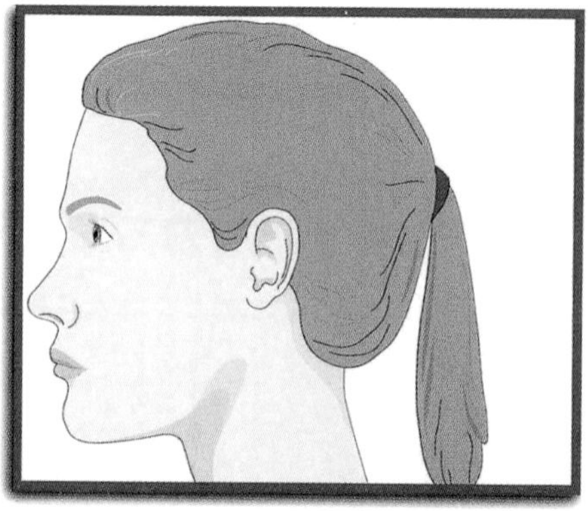

頭髮 hair

頭髮變少、變白

症狀

很多人都有掉髮的煩惱。上了年紀後，掉髮的情況更為嚴重。人一天平均掉五十根頭髮，年輕時不在意掉髮現象，但是，年紀大了卻很在意。而且白髮也變得明顯。

年紀大了之後髮量會減少

人的頭會長十萬根頭髮，一天約長了〇・二～〇・四毫米，而頭髮的平均壽命為二～七年，壽命到了就會掉落。頭髮約有十萬根，以平均壽命五年來計算，一天會掉五十根頭髮。

頭髮埋在頭皮下方四～五毫米處。這個部分有被表皮和真皮包住的毛包，毛包前端有支配毛的重要組織毛乳頭。即使頭髮掉落，此處也能下達長出頭髮的指令。但是，上了年紀之後，毛包數減少，因此髮量也會跟著減少。

男性常有所謂的男性型掉髮，亦即禿頭。雖說是掉髮，然而正確的說法並不是毛包減少，而是毛包萎縮，無法長出

男性型掉髮與男性荷爾蒙有關

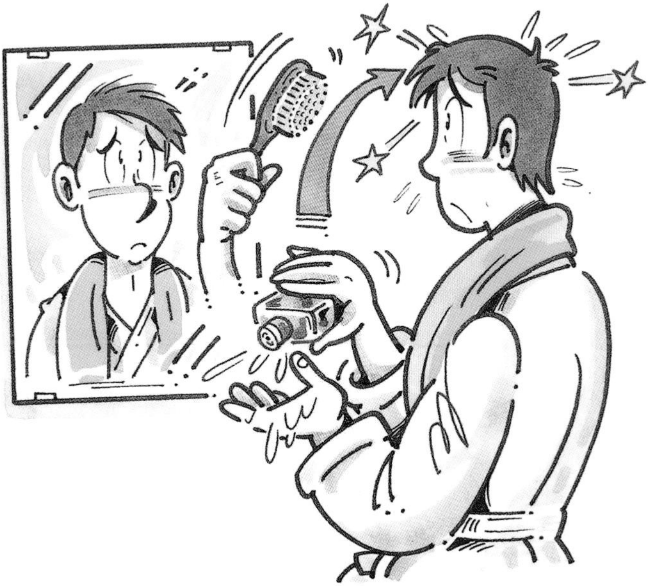

硬而粗的頭髮。取而代之的則是較軟、缺乏色素如胎毛一般的頭髮。

男性型掉髮與男性荷爾蒙有關，不過，詳情目前不得而知。據說禿頭和沒有禿頭的人其所製造出來的男性荷爾蒙並沒有很大的差距，這可能是對於男性荷爾蒙的感受性不同所致。

利用生髮劑耐心的預防掉髮

市面上有很多生髮劑可以預防掉髮。其功效可以促進頭皮的血液循環，活化製造頭髮的毛母細胞，有些則具有抑制男性荷爾蒙的作用，而最大的功效就是促進血液循環。

美國最近開發出一種新藥MINOXIDIL，在日本則當成一般醫藥用品發售MINOXIDIL具有擴張血管的作用，塗抹於頭皮上能促進血液循環，活化毛母細胞。但是，根據專家的說法，任何一種生髮劑都要每天使用，否則無效。

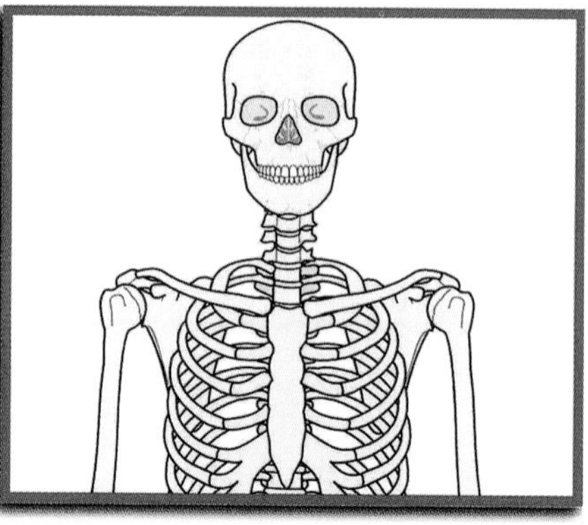

骨骼 bone

容易骨折，彎腰駝背

症狀

老人給人的印象就是彎腰、手上拿著枴杖，以前經常看到這樣的老人。隨著年齡增長，很多人都會自覺到身高好像變矮了。年紀大了之後，骨量減少，一旦減少到某種程度以下，就會罹患骨質疏鬆症。

充分攝取鈣質

上了年紀後容易骨折。尤其是大腿根部，亦即大腿骨頸部的骨折，這是很多老人臥病在床的原因之一。彎腰、腰部往後突出，背部萎縮，骨骼脆弱，容易斷裂，這都是骨質疏鬆症的主要症狀。

年紀大了之後，骨量逐漸減少。然而骨骼的粗細和長度不會改變，所以骨中形成疏鬆的狀態，骨骼的強韌度降低，容易斷裂。

膠原蛋白和羥磷灰石是製造骨骼的素材，這二種細胞巧妙發揮作用，生成或分解骨骼以更新骨骼。

上了年紀後，這個作用失去平衡，破壞、吸收骨骼的速度超過製造骨骼的速度，骨骼的內容物減少，就會變成骨質疏鬆症。造成平衡失調的原

人體內鈣的出入（一天份）

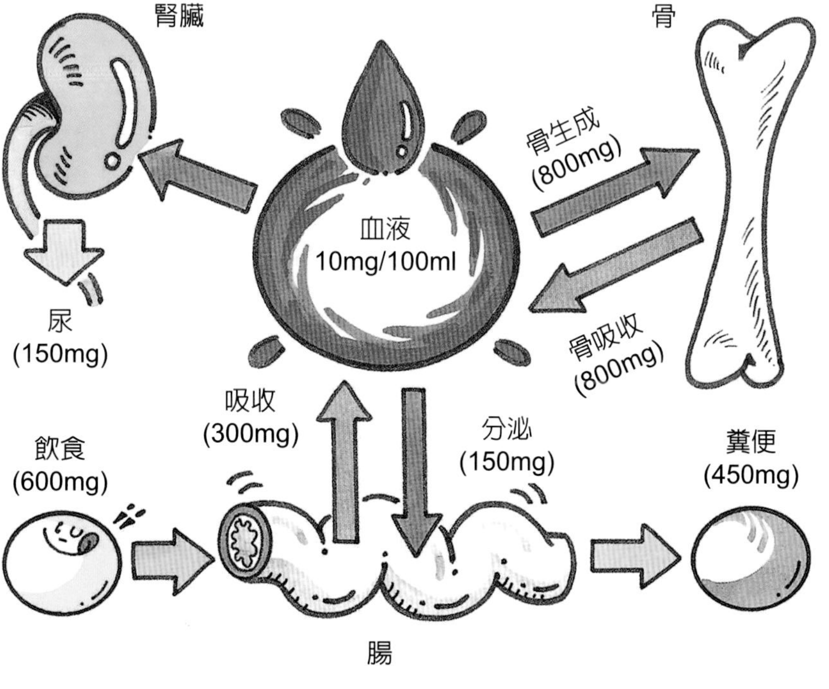

因，就是女性荷爾蒙減少以及缺乏鈣。

缺乏鈣和骨質疏鬆症有密切關係。鈣在血中要保持一定的濃度，而具有鈣儲藏庫作用的就是骨骼。

一旦鈣攝取不足，血中的鈣濃度降低，就會從骨骼中釋出鈣以維持血中鈣濃度的正常。

根據厚生勞動省的建議，成人一天必須從食物中攝取六百毫克的鈣。而隨著年齡的增長，鈣吸收力降低。因此，老人必須攝取更多的鈣。

所攝取的鈣必須經由腸管吸收，而能幫助吸收的就是維他命D3。

女性停經後容易罹患骨質疏鬆症。這是因為卵巢製造出來的女性荷爾蒙量驟減，使得骨骼的生成與分解失去平衡所致。

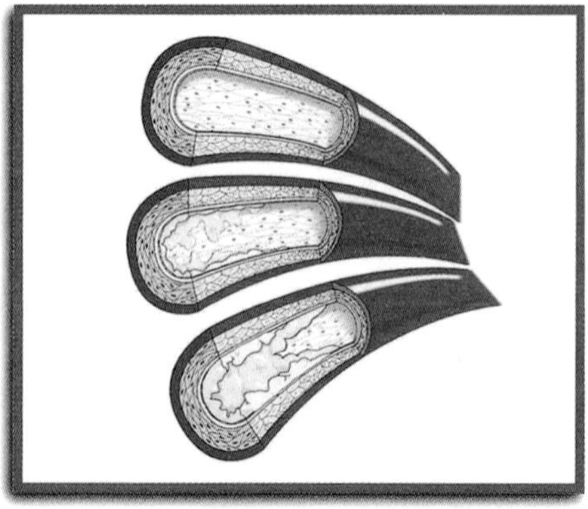

血管 blood

症狀

注意高血壓和動脈硬化

血管老化的症狀就是高血壓或動脈硬化等。六十歲層的人約三十%、七十歲層的人約四十%以上會出現這種症狀。此外，年紀大了之後，血管變硬，容易引起動脈硬化。

血管壁硬，缺乏伸縮性

從體外看不到血管，因此很難發現其老化的症狀。「人會隨著血管而老化」，亦即血管和老化有密切的關係。

上了年紀後，容易罹患高血壓。原因之一就是血管壁變硬，缺乏伸縮性。

血管分為動脈和靜脈，主要是由細胞和膠原蛋白、彈力蛋白等纖維性的蛋白質所構成的。隨著年紀增長，膠原蛋白纖維的量和質都產生了變化，造成血管硬化。

血管內膜是由膠原蛋白纖維和彈性纖維所構成的，年老之後，血管內膜變厚，再加上膽固醇、血栓、鈣等的沈著，堵住了動脈內腔，血液通道變得更為狹窄，血液流通就不順暢。若再加上吸菸、壓力、糖

一旦內皮細胞受傷就會引起動脈硬化

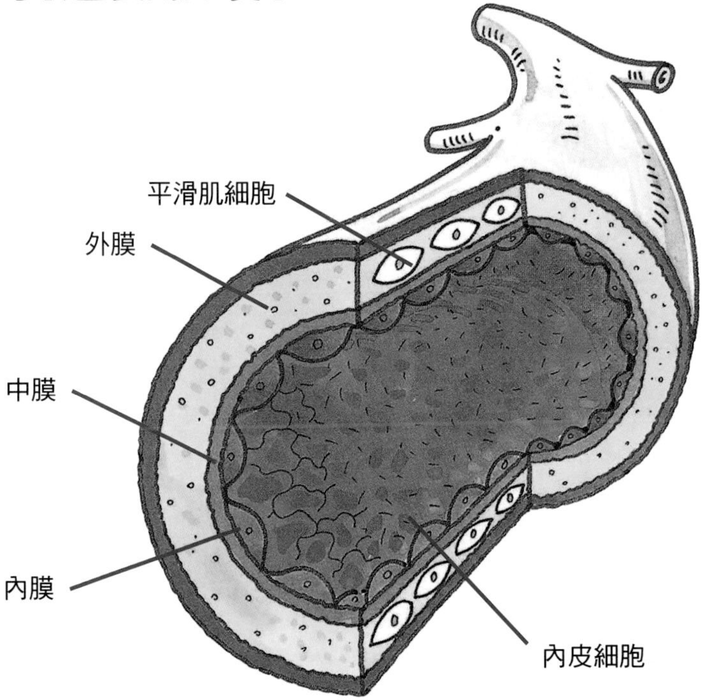

尿病等傷害，就容易造成動脈硬化。

遠離壓力、菸等

血液通道變得狹窄時，營養和氧供應不足，放任這種狀態不管，容易引起心肌梗塞或腦梗塞等疾病。

此外，造成血管內側細胞受到傷害的原因，還包括高膽固醇、菸、糖尿病、高血壓、免疫反應、壓力等。而白血球等所產生的活性氧也是原因之一。

要防止血管老化，避免引起動脈硬化，則在日常生活中就必須遠離這些原因。

每天吃魚的愛斯基摩人不容易罹患動脈硬化。這是因為魚中含有能夠抑制產生凝血黃素A2的物質。飲食生活和保持血管年輕有密切的關係。

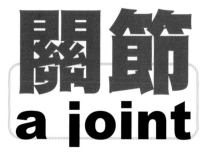

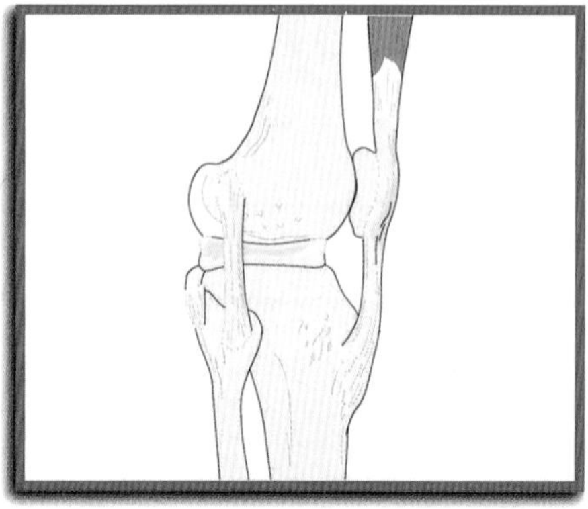

關節
a joint

症狀

手腳的關節部位疼痛

上了年紀後，很多人都覺得手腳關節疼痛。根據統計，五十歲大約四十％，過了六十歲後，尤其女性這種情況更多見，七十歲以上，大約七十五％的女性都會發生疼痛或異常情況。這一類的疾病又稱為運動器官疼痛性疾病。

緩衝作用減弱

連接骨與骨的叫做關節。其實，骨和骨不是直接連接，而是夾著富於彈性的軟骨。軟骨具有巧妙吸收外界加諸於骨頭的力量的緩衝作用。

軟骨的主要成分是膠原蛋白，年紀大了之後，軟骨的性質產生變化。此外，膠原蛋白量減少，軟骨層變薄，緩衝作用減弱，因此，很難吸收外界的力量。

緊接著關節發炎、變形，受到破壞。這就是所謂的變形性關節症。老人很容易罹患這種疾病。其中有很多膝蓋變形性關節症患者。

過了六十歲，幾乎所有的人都會罹患這種疾病。

緩衝作用減弱導致關節疼痛

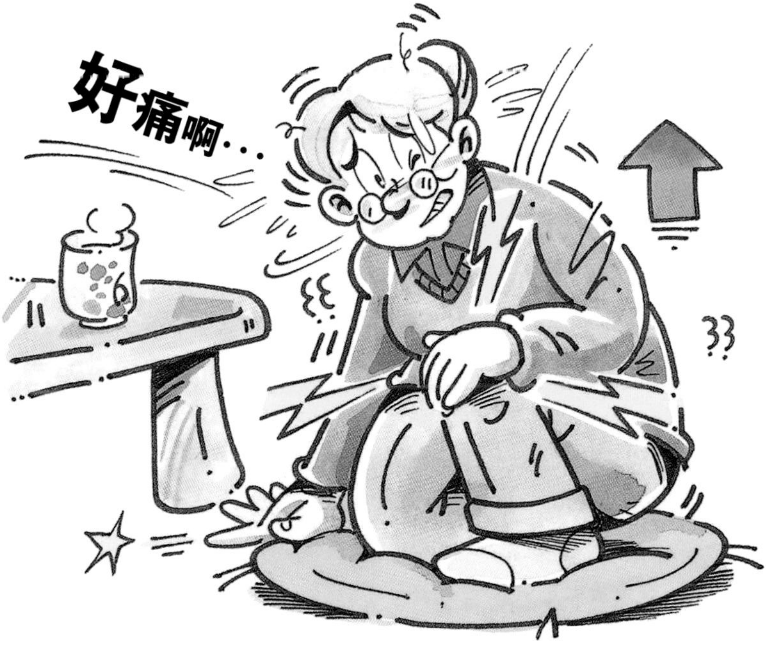

不要造成關節負擔

目前並無有效預防變形性關節症的方法，劇烈疼痛時，盡量不要造成關節的負擔。為避免造成負擔，要少活動，多靜養，但是過度靜養容易導致肌肉衰弱。關於活動的程度，最好請教專家。

可以藉著服用膠原蛋白來治療。這種藥物能夠提高體內膠原蛋白的合成力，並減輕疼痛，但目前還無法了解是否能夠使軟骨復原。

平常的飲食生活也非常重要。年輕時就要注意飲食營養的均衡，適度的運動也有效。如果出現關節疼痛或僵硬等症狀，即稱為慢性關節風濕。原因不明，據說是身體免疫構造異常的一種自體免疫疾病。

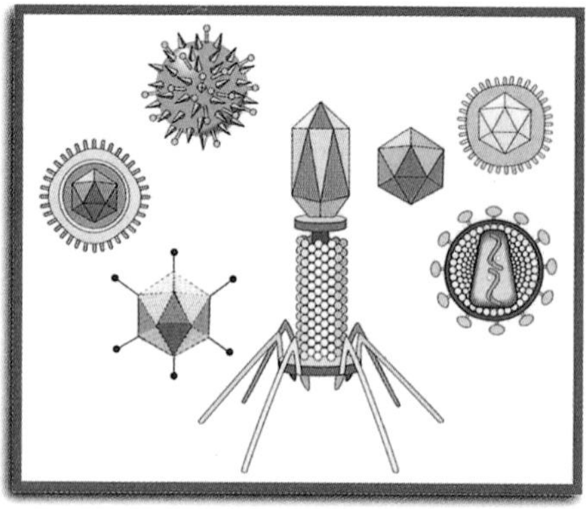

免疫機能
immunity

防禦細菌或異物的系統衰弱

症狀

當細菌等異物侵入時，人體具備了能夠使其無害化或加以排除的防禦系統，亦即免疫構造。但是隨著年齡增長，免疫力衰退，無法區分是自己的東西還是異物而會攻擊自己。

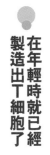

在年輕時就已經製造出T細胞了

免疫構造中，最重要的作用，就是區別「自己」和「異物」，只攻擊異物。免疫構造和數種細胞有關，是非常複雜、精巧的系統。其中最主要的就是T細胞，具有分辨自己與異物的作用。

T細胞是由骨髓製造出來的，由骨髓通過血管而到達胸腺，在此慢慢的增殖，然後成為能夠發揮免疫構造作用的成熟T細胞。胸腺就好像是蓋在心臟位置上的器官，人類出生後，不久胸腺就開始萎縮。到了二十歲，一半的胸腺變成脂肪，到了老年，胸腺幾乎已經完全消失，全都成為脂肪。可說是老化最快的器官。

上了年紀後，製造T細胞的能力減弱，不過T細胞本身

精神壓力對於免疫系統的影響很大

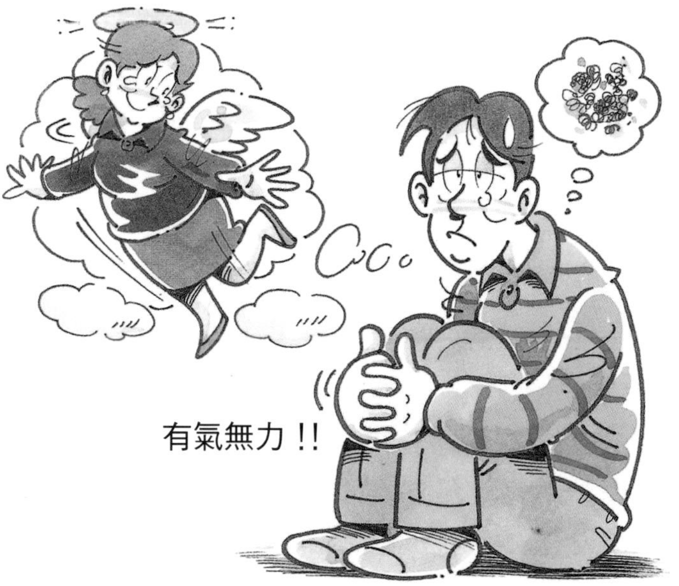

的壽命很長，年輕時製造出來的T細胞還能夠保持免疫構造的功能，但畢竟能力有限。

一旦到達界限，首先無法順暢的分辨自己與異物，會產生自成攻擊的自體免疫現象。例如慢性關節風濕，就是因為這個原因而產生的疾病。

高齡者要注意感染症

免疫構造衰退的另一個原因，就是對於細菌等異物的防禦力減弱。六十歲以上的人的死亡原因中，佔第一位的就是肺炎等感染症。

最近，發現免疫系統和腦神經系統、荷爾蒙系統之間有密切的關係。這些系統共通的訊息傳導物質互相影響，發揮功能。

妻子先死亡的男性，其免疫系統非常脆弱，亦即精神壓力對免疫系統的影響甚大。此外，胸腺萎縮也是腦神經系統和荷爾蒙系統互相影響所造成的。

看不出年齡的年輕秘密

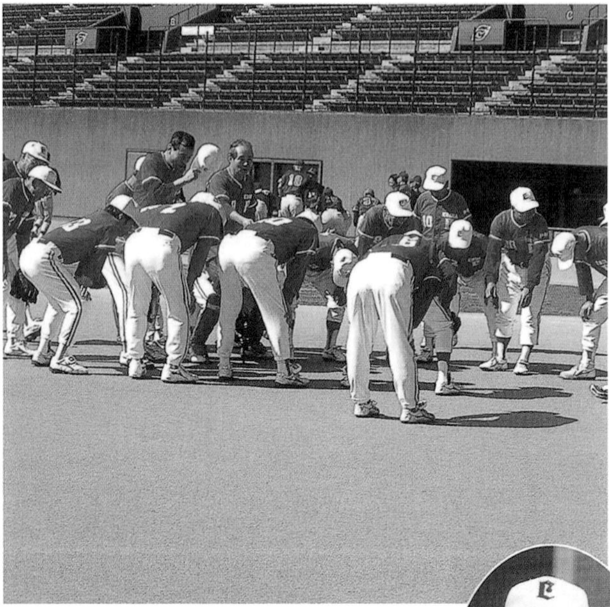

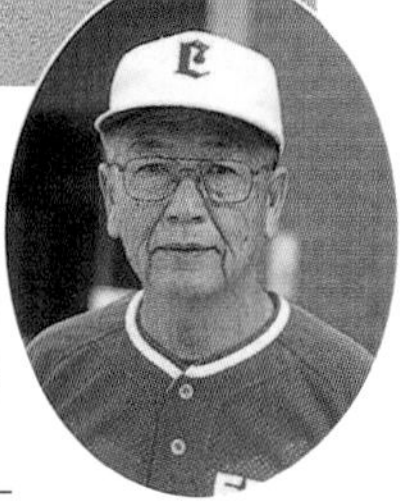

其1・60歲棒球隊
海老名俱樂部
—受訪者代表 長谷川正春先生—

由曾經遠征海外的「超級爺爺」所組成的軟式棒球隊

以長谷川正春先生為代表的海老名俱樂部，是隊員年紀都已經超過六十歲的業餘棒球隊。但是，穿上制服來到比賽場地，卻展現出充滿活力的演出，讓人感覺不出他們的實際年齡。請教一下他們的元氣秘密。

—幾乎所有的隊員都已經六十歲，真是太厲害了。

長谷川／我們才成立第五年，在神奈川還有其他很多高齡球隊，這些球隊聚集起來舉行循環賽。大家都很喜歡打棒球。

—讓人感覺不出年齡的速度和節奏，真是令人驚訝。

長谷川／雖然其中也有一些業餘選手，不過大部分都是沒有經驗的成員。大家都是全

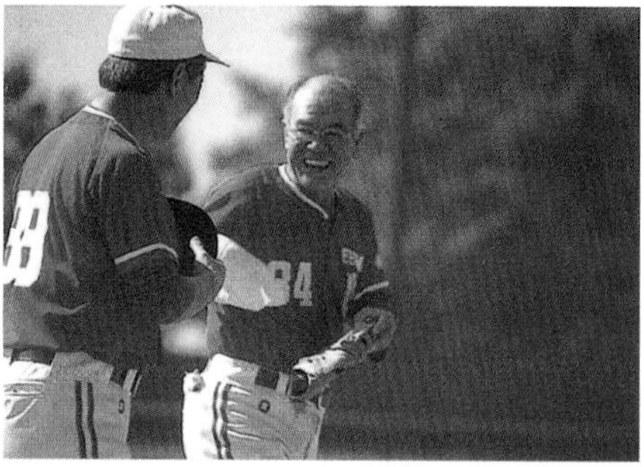

攻守交替也是乾淨俐落，絕不會拖泥帶水。

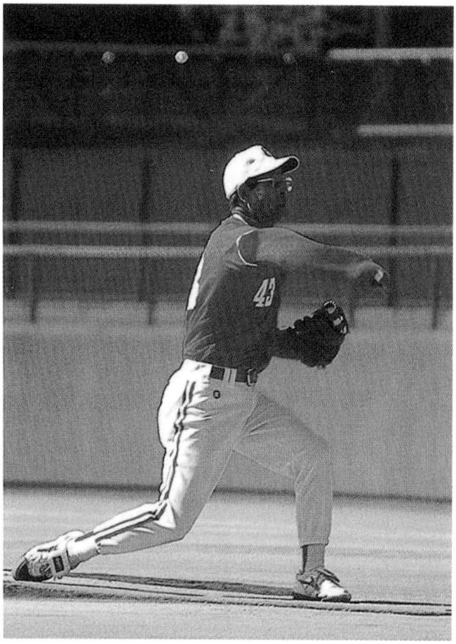

球隊中有即使一天投100球也不會疲累的鐵臂選手。

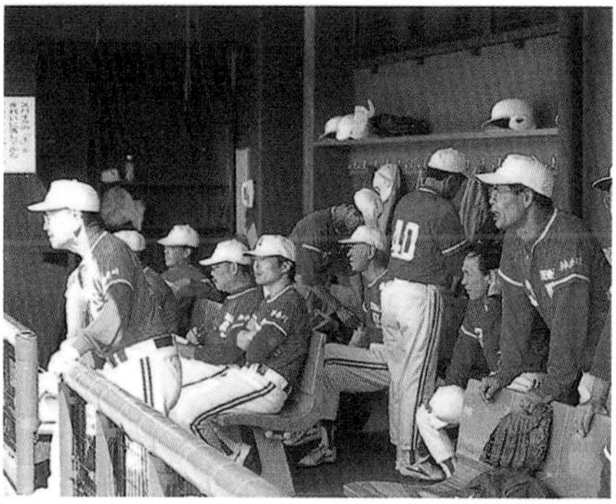

穿著制服看起來非常年輕。親眼看到他們的演出，一定會更加驚訝。

力以赴，但若是太過勉強而受傷，那就毫無意義了。感覺吃力時，球員之間就會互相調整，這就是我們能夠長久持續下去的秘密。

—聽說每年都出國比賽一次？

長谷川／今年是第五次了，打算遠征夏威夷，和當地的業餘棒球隊進行友誼賽。那裡的人非常友善，歡迎我們前去。當地居民十分熱心公益活動，可以成為國人學習的榜樣。

—你認為棒球最大魅力何在？

長谷川／當然是能夠活動身體，對健康很好。不過我們主要是期待打完棒球後能夠好好的喝一杯。大家都一致的認為「要快樂的打棒球」。最近出現一些勝利至上主義的隊伍，但是我們不會嘲笑對手，比賽時也不會讓自己受傷。我們就是這樣的球隊，所以能夠聚集很多同好，也許這才是能夠快樂持續打棒球的原因。

看不出年齡的年輕秘密・其2

健康始於鍛鍊「身、心、技」

令人感覺到全身有一種驚人的「氣」，而且非常的開朗豪爽。不光是身體，同時也感覺到其心靈的健康。

請教拔刀道的精髓。

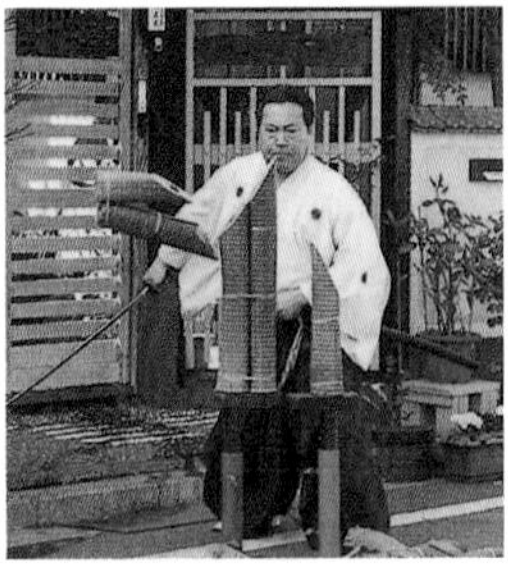

利用二尺五寸的刀進行「身心技」合而為一的單手右袈裟切。

日本劍道拔刀道，是日本在世界上引以為傲的精神文化精華武道的源流。拔刀道是使用其他武道所比不上的真正日本刀來修練。絕對不允許心靈有任何一絲一毫的空隙，所以，要達到精神統一、氣充實的境界，而且還要培養出對任何事情都不為所動的洞察力和平常心。

透過這種修練，尋求「為人之道」，自覺到自己正走在誕生正確禮節、形成人類的大道上，才能夠享受有限的人生樂趣，同時了解「健康是唯一的財富」，努力修練。

現在武道有光是執著於「技」的傾向，但這是錯誤的想法。與其注重「技」，還不如注重肉眼看不到的人心。如此才能在工作中建立一個迅速適當應對的基本態度。

拔刀道的基本指導，就是要擁有堪稱劍之哲學的心態，從劍的行禮儀式開始，拿出平常看不見的氣勢，並不是用喉嚨發出聲音，而是藉著腹式呼吸進行由腹部發聲的修練。能促進血液循環，在滿身大汗後能夠得到全身溫暖的爽快感。

接著揮舞鍛鍊棒，挺直背肌，調整姿勢，鍛鍊前後左右步法合而為一的動作以及足腰的練習。

最後拔刀道要學會真劍刀法，要懂得使用日本刀，藉著精神統一，進行「身、心、技」合而為一的試斬，經由斬口可以了解到熟練度。

練習完後，擦拭掉身上的汗水，一邊將生啤酒一飲而盡，一邊和同伴快樂的聊天。創造「今天的一杯成為明天活力」的爽快感，才是健康的秘訣。

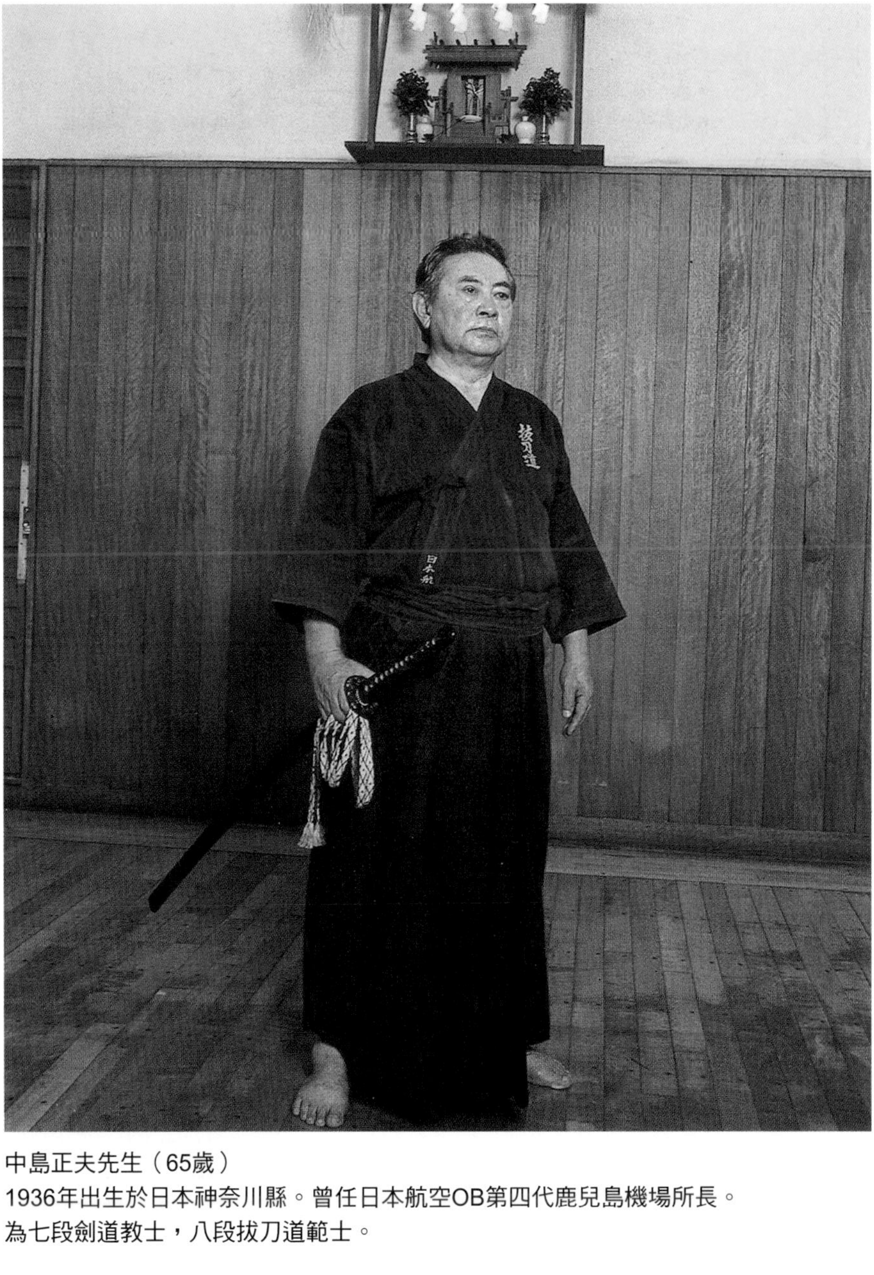

中島正夫先生（65歲）
1936年出生於日本神奈川縣。曾任日本航空OB第四代鹿兒島機場所長。
為七段劍道教士，八段拔刀道範士。

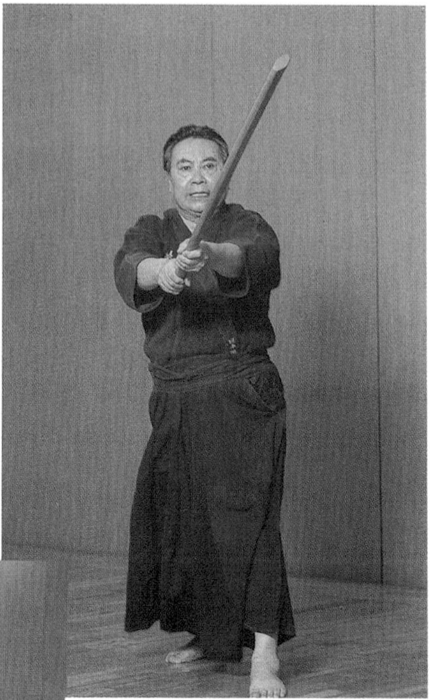

利用如船槳般的大型木刀做軟身運動

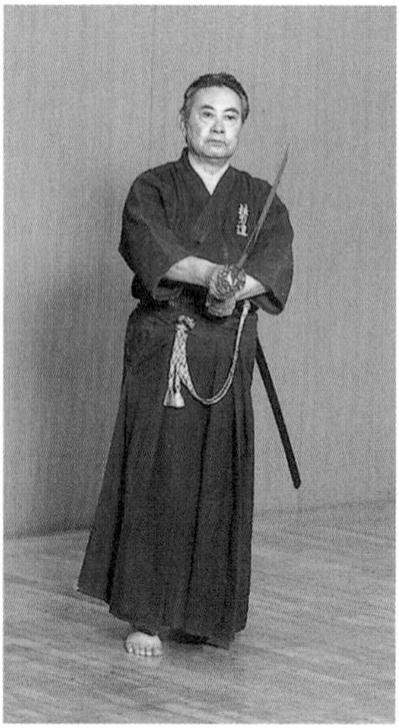

刀柄的握法・左手（小指、無名指、中指）握刀柄的力量分配為四、三、二、一

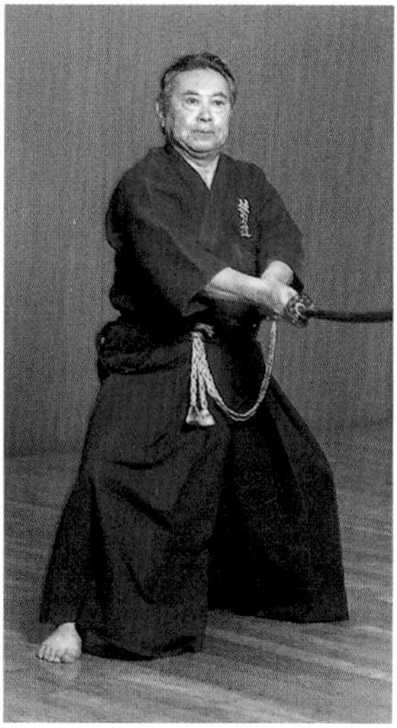

瞬間使出右袈裟斬以閃躲對方的劍。重心稍微降低，穩如泰山

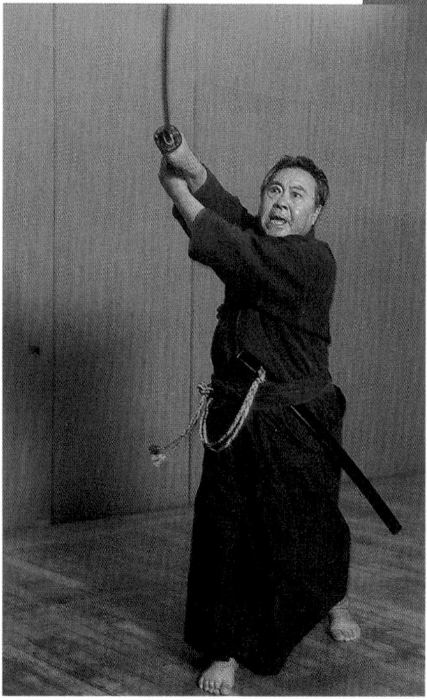

發出氣聲的瞬間以進攻的架勢使出「燕子回巢右上斬」

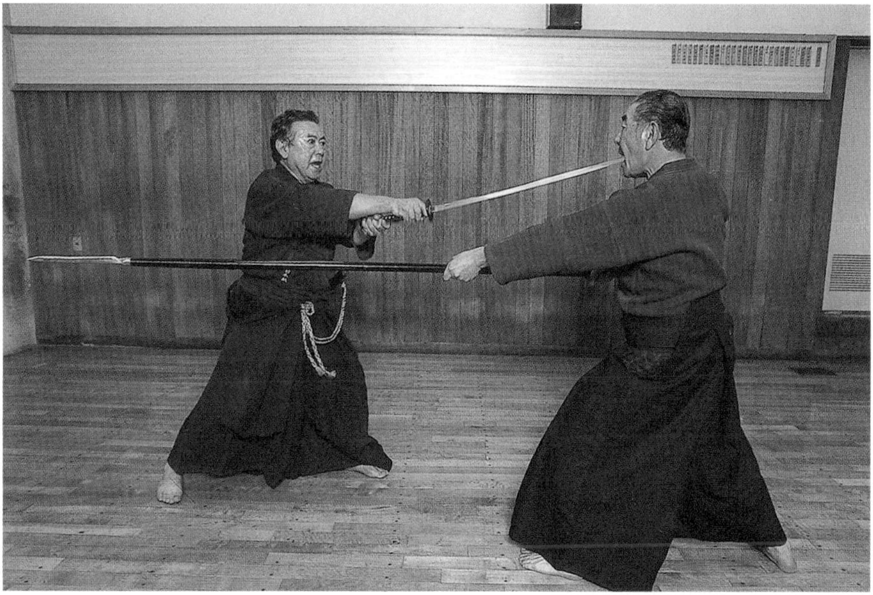

閃躲對方迎面刺過來的〈長槍〉，〈刀〉在這瞬間藉著「身、心、技」合而為一飛撲過去，斬向〈長槍〉頸動脈（刀身瞬間停在面前五公分處的高度技巧）

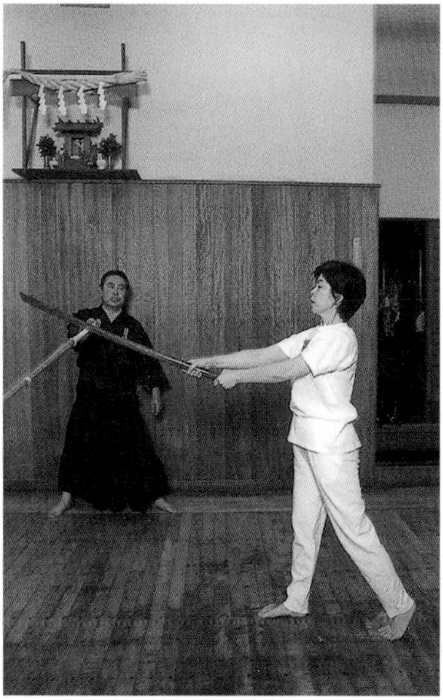

利用木刀教導新入門的女徒弟，進行基本練習

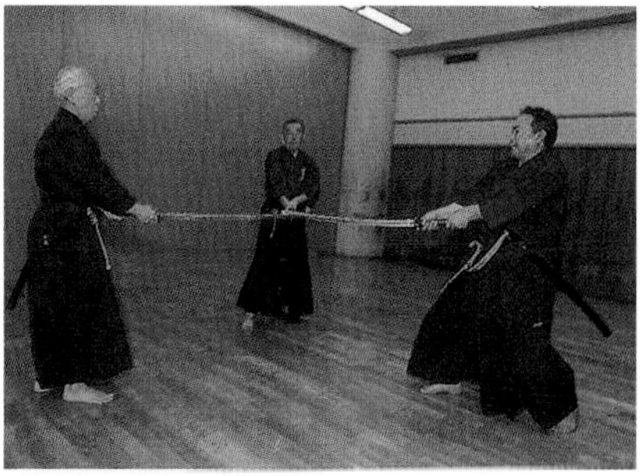

使用日本刀的徒手練習，劍尖集中在一點

看不出年齡的年輕秘密・其3

呼吸、姿勢、動作合而為一，融入宇宙中

看起來一點都不像七十歲的高齡，連走路的方式都像四十歲的青年，請教中村先生關於射術的知識。

我在戰後不久的一九四九年開始學習射術，那是高中三年級冬天的事情，距今已經五十年前了。在一九五〇年進入大學就讀，立刻加入射箭社。

當時有東京都學生射箭聯盟進行循環賽，每年夏天會借長野縣善光寺的射箭場進行團訓。那是非常嚴苛的練習，然而至今想起來仍是非常快樂的回憶。

經常使用輪胎的內胎來訓練拉弓的力量，絕對不可放鬆手臂。當時要想像左手前方是太陽，右手後方有月亮，自己就像是融入大宇宙中似的。

射箭的魅力就在於以足、腰、脊髓、頸椎為軸的縱線和支配左右的兩肩、雙臂、雙肘、雙手及雙指的橫線的組合，也就是以「縱橫十字」的規矩成為基本體型來學習。

所有的動作，亦即是一、八字步，二、上體直立，三、搭箭，四、引箭，五、拉弓，六、滿弓，七、離弦，八、撒手的射術八節，要藉著呼吸、氣息的協調來運行。

長年累月練習，使射箭動作更為流暢，就能造就射品、射格，令觀賞的人充滿感動。

我的學習程度還無法到達這個領域，目前一週去道場二次，努力練習，藉此建立規律的舒適生活。

射箭時必須呼吸、姿勢和動作合而為一，因此，身心都非常的充實，對健康很好。

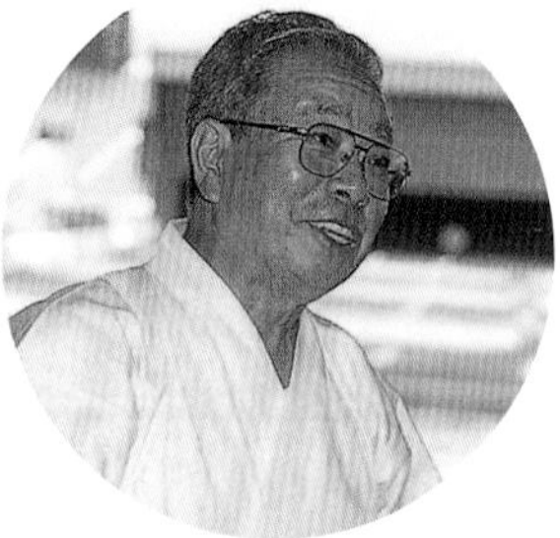

努力鑽研射術，同時熱衷於潛水。

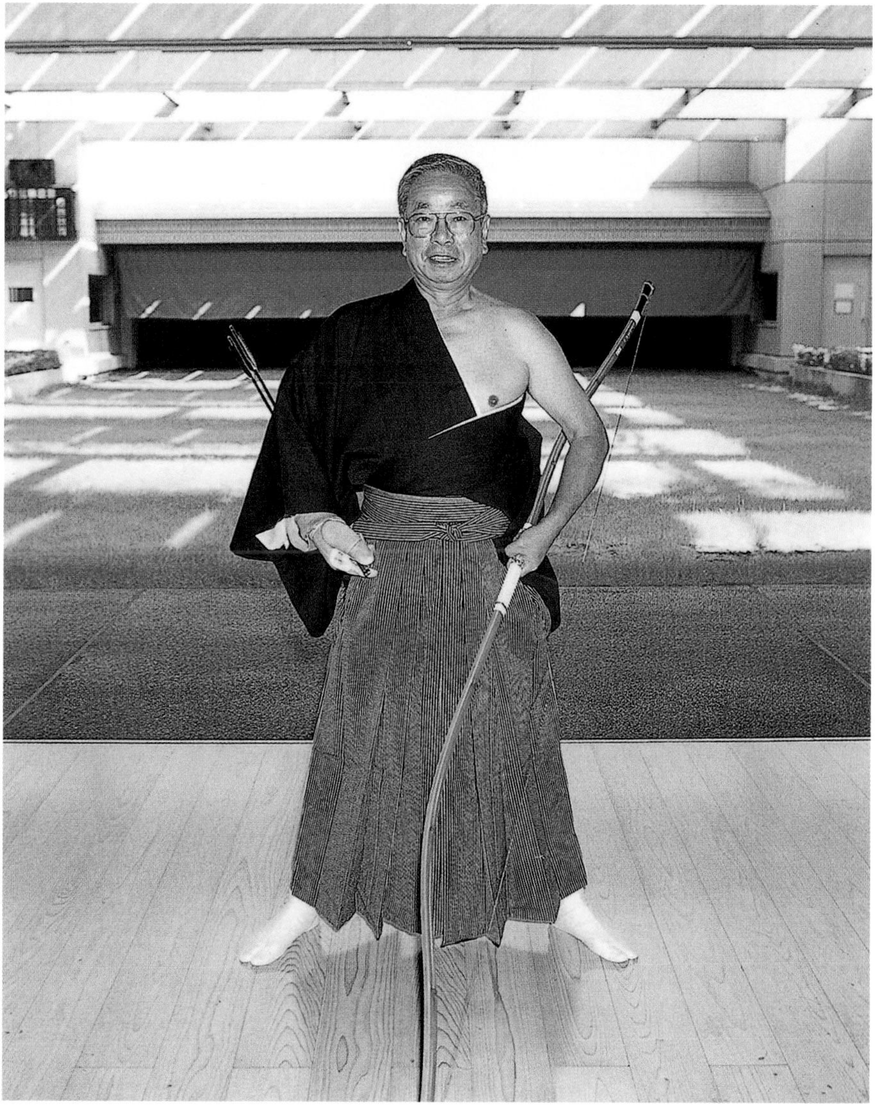

中村義顯先生（70歲）
1931年出生於日本岩手縣。曾任日本航空馬德里分店店長，新德里分店店長，福岡分店店長。是個帛琉通，1998~2000年擔任日本駐帛琉大使館的大使顧問。

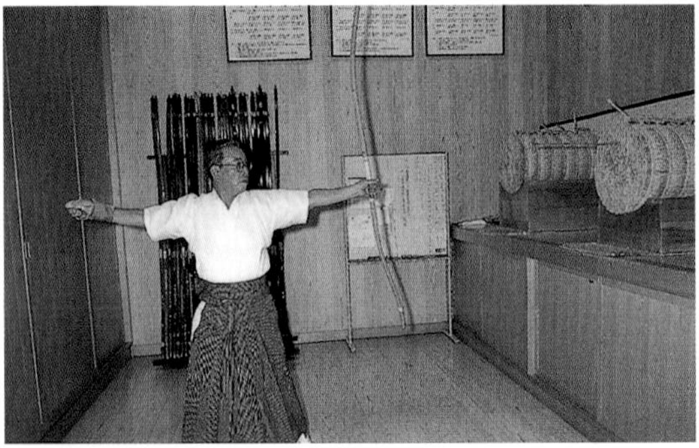

反覆練習射稻草捲，藉此調整基本姿勢

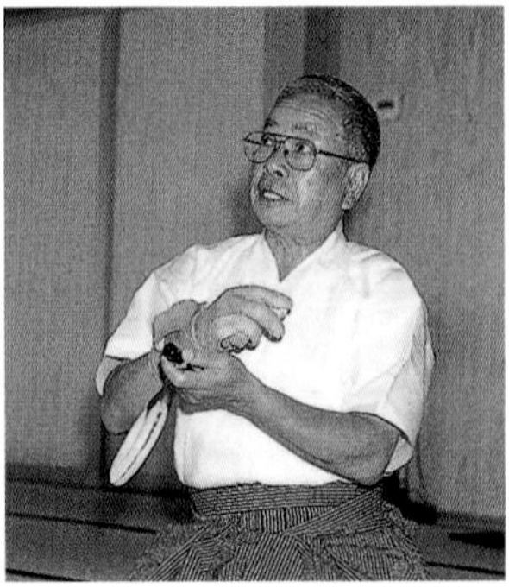

正坐，左手戴著射箭用皮手套

朝向標的，以「揖」的姿勢行禮

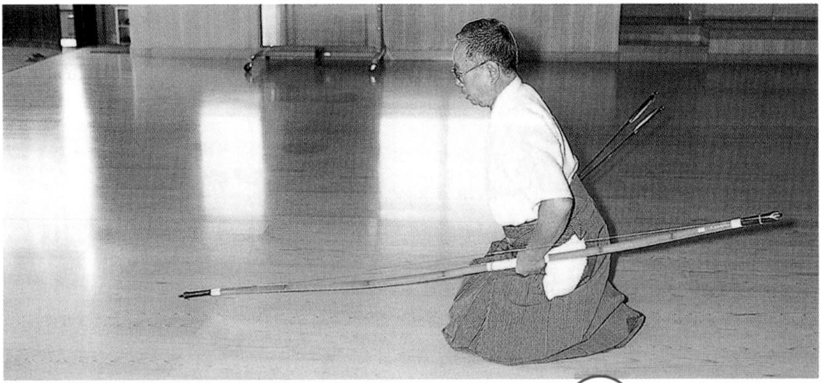

搭上二枝箭中的一枝箭

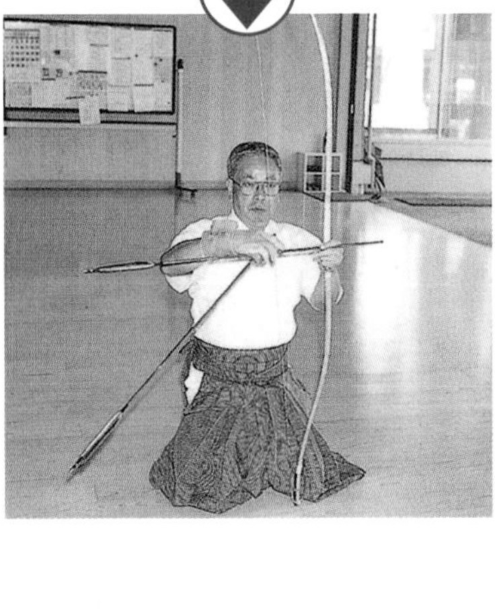

重心擺在身體的中央，心氣置於丹田

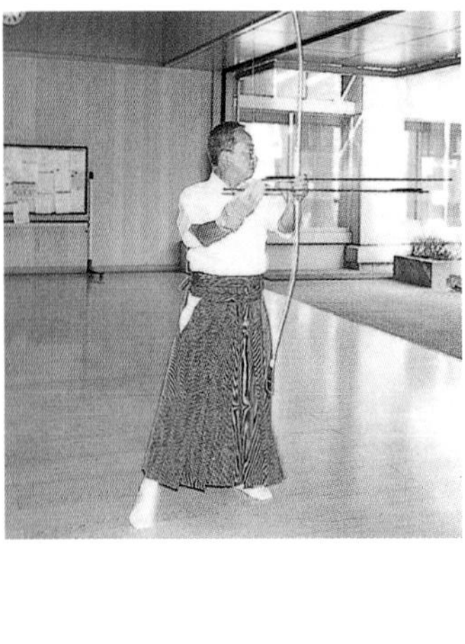

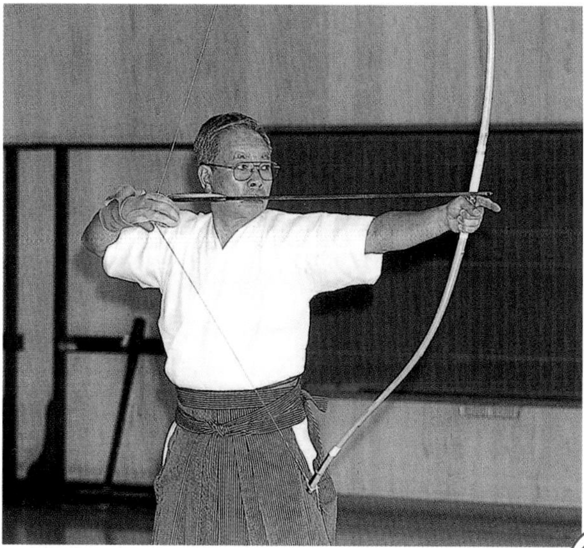

擴胸拉弓，等待射箭的時機

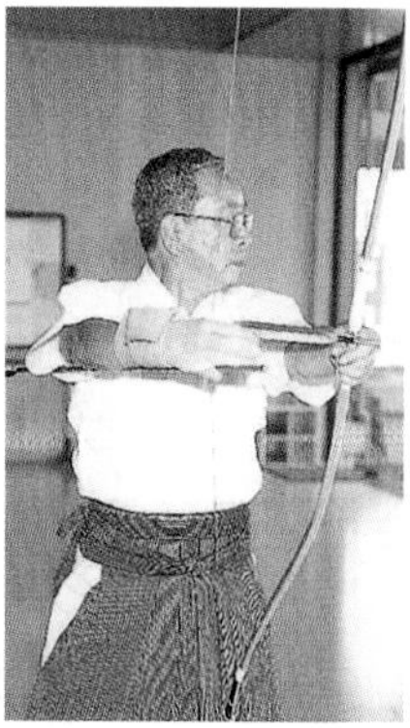

統一呼吸，凝視標的

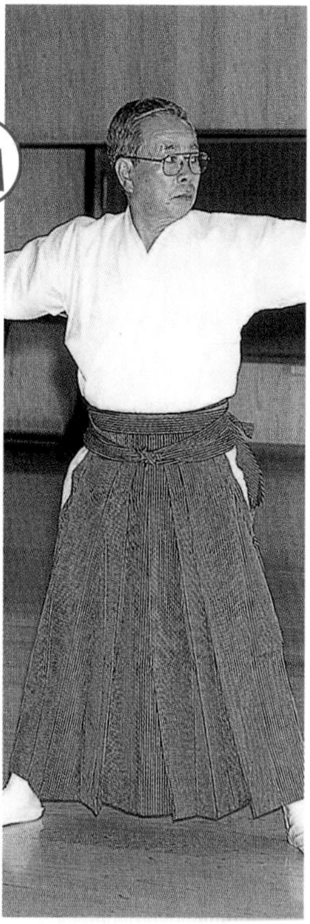

發射後姿勢不變，注視著箭

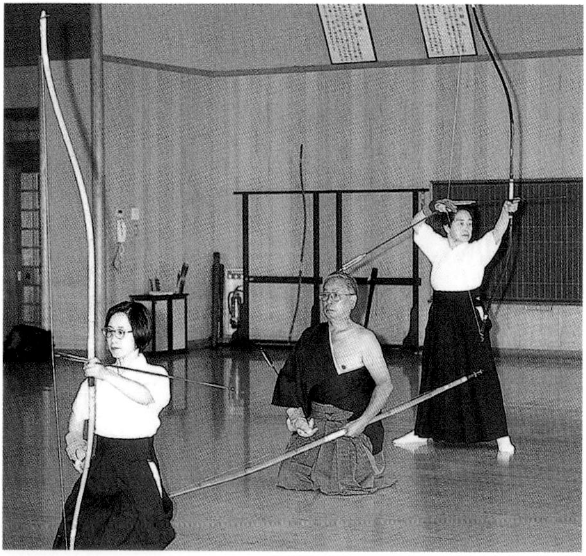

三人行。道場也有很多女性

PART 7

防止「腦力」老化的訓練

總覺得記不住英文單字，
想不起演員的名字，
忘記很多事情……，
上了年紀後，很多人都會有這樣的經驗吧！
感覺有點不安，「是不是得了癡呆症」。
的確，年紀大了之後
變得容易健忘，
這也是無可奈何之事，
但是有些人過了八十歲依然老當益壯，
並沒有過著癡呆的老人生活。
為什麼會有這麼大的差距呢？
本章將為各位介紹
防止「腦力」減退的各種技巧。

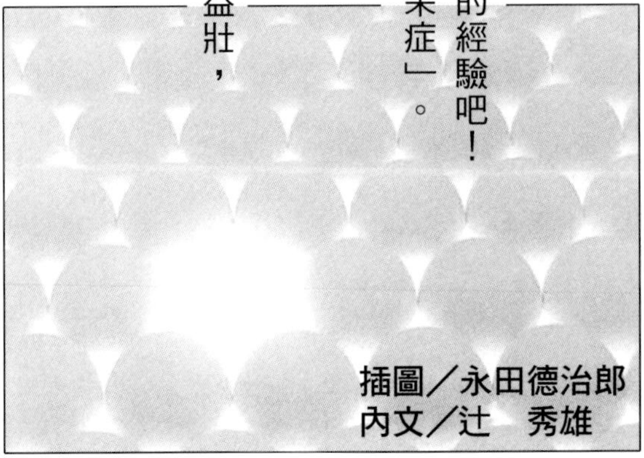

插圖／永田德治郎
內文／辻　秀雄

通常成年男性的腦容積為一千四百毫升，重達一千四百公克，女性的腦比男性的腦小一點。

腦大約是由一百億個細胞所構成。細胞數目的變化可能與老化有關。

成人以後，人類的腦細胞一天大約會死亡十萬個。而且腦細胞無法再生，只會死亡，計算之後……。

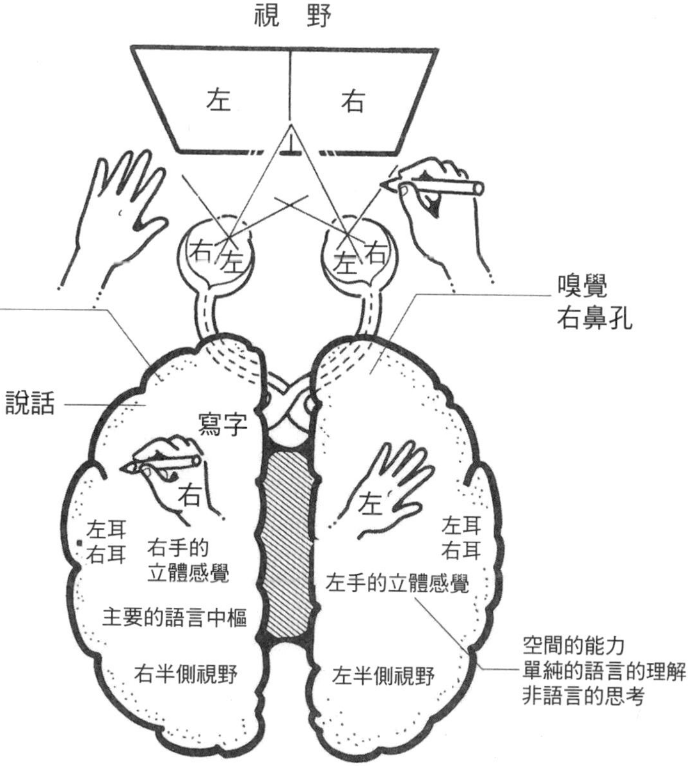

腦老化的構造與細胞的死亡有關

如果人生以八十年來計算時，十萬個乘三百六十五天乘八十年，會死去二十九億個細胞。

約佔全部細胞數目的三分之一。假設人類的老化與腦細胞的減少有密切關係，那麼，年紀大了之後的確會得癡呆症或老化。

事實上，老人的腦比年輕人的腦大約輕一百公克。因此，記憶力減退應該是腦細胞減少或腦老化造成的。

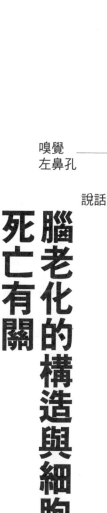

腦部的疾病阿茲海默症是受到原纖維變化的影響

提到腦老化所造成的疾病，大家會想到的就是老人性癡呆症以及帕金森氏症。

老人性癡呆症的特徵，就是腦細胞中的神經細胞被粗纖維糾纏在一起，形成粗大的黑塊。發現這個黑塊的是德國病理學家阿茲海默，因此，又以其名命名為阿茲海默原纖維變化。

人老了之後，多多少少都會出現這種阿茲海默原纖維，不過，與癡呆症的腦相比，其數目少了很多。

因此，腦的老化與阿茲海默原纖維變化劇烈、較容易得癡呆

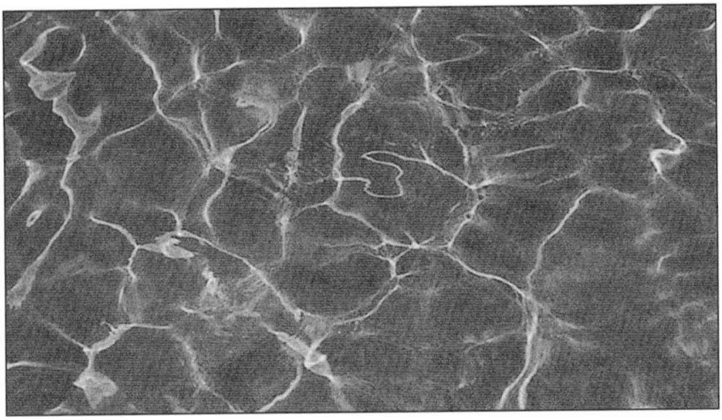

症之間有因果關係。

那麼，帕金森氏症又是何種疾病呢？這是一千人中就有一人會罹患的難治疾病。根據統計，五十歲層和六十歲層的人容易罹患這種疾病。

有人認為老化和帕金森氏症沒有關係。

帕金森氏症的症狀是身體活動非常遲鈍，會顫抖，肌肉僵硬。這些症狀是年紀大了之後或多或少都會出現的症狀，因此，有些人不認為老化和帕金森氏症有關。

據說「自由基」和腦的老化有關。

那麼「自由基」是什麼東西呢？例如被愛人甩了，失戀了，或是被裁員，心靈受到創傷。這些不幸的人想陷周圍幸福的人於不幸，引發騷動。

「自由基」就是製造這個騷動關鍵的「最初一個小碎片」。

極度的壓力是產生「自由基」的原因。醫學上稱為「活性氧」。

「自由基」會破壞腦細胞，引發癌症或心血管疾病、關節炎、帕金森氏症等與老化有密切關係的疾病。

自由機會引發癌症，心臟病或帕金森氏症等疾病

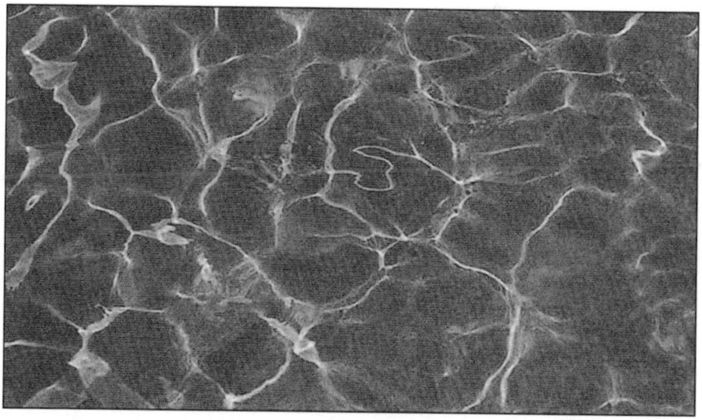

「自由基」的壽命約為〇．〇一秒，只是一瞬間而已，但是在這一瞬間當中，卻會氧化構成基因的ＤＮＡ，一旦ＤＮＡ紊亂，細胞功能也會紊亂，細胞就會「癌化」。

最糟糕的就是，腦細胞中幾乎沒有可以分解自由基的「過氧化氫」，因此，腦比其他細胞更容易受到自由基的破壞。所以，腦部要比身體其他部位更注意這個問題。

判定腦老化度的檢查重點

一般來說，腦是從七十歲層到八十歲層開始老化。當然，有個人差，不過若是不經常動腦、不好好的學習，沒有旺盛的好奇心，那麼，大概從四十歲層到五十歲層開始腦就會老化。

有一陣子非常流行「退休癡呆」的說法，因為設定退休這個制度而造成腦衰退。人是社會的動物。迎向退休時，與社會的接觸點中斷，變得無所事事，整天茫然度日，這的確是「人生八十年」中不幸的事情。

那麼，要如何估計腦的老化程度呢？

日本自治醫科大學的宮本忠雄教授，列舉以下測量腦老化的九個重點。

首先是能否記住六位數的數字。

檢查腦老化的重點就是記憶力。記憶力減退是因為縱橫分布於腦外側大腦皮質處的神經細胞功能衰退而造成。

所以，首先要檢查是否能記住六位數的數字，這是檢查腦老化的標準。

先看一次數字，然後試著背誦出來，也可以試著默背電話號碼。容易健忘的人可以藉著默背電話號碼來確認一下。

此外，是否能心算出二位數數字的加法和減法。如果辦得到，表示腦還沒到達老化的程度。

只會一位數的心算，表示腦的老化相當嚴重了。

接著檢查閱讀速度是否減慢了。

讓老人和年輕人接受智力測驗。在相同的時間內，老人的成績比年輕人差。但若是給予足夠的時間做測驗，則老人的成績不見得會輸給年輕人。

亦即多花點時間慢慢做，就能夠做得很好，這也意味著腦的老化。記憶力和計算力是測量腦老化的重點，而速度也是重要的要素。

失去好奇心和失去生存的慾望有關。失去慾望的意識只會使

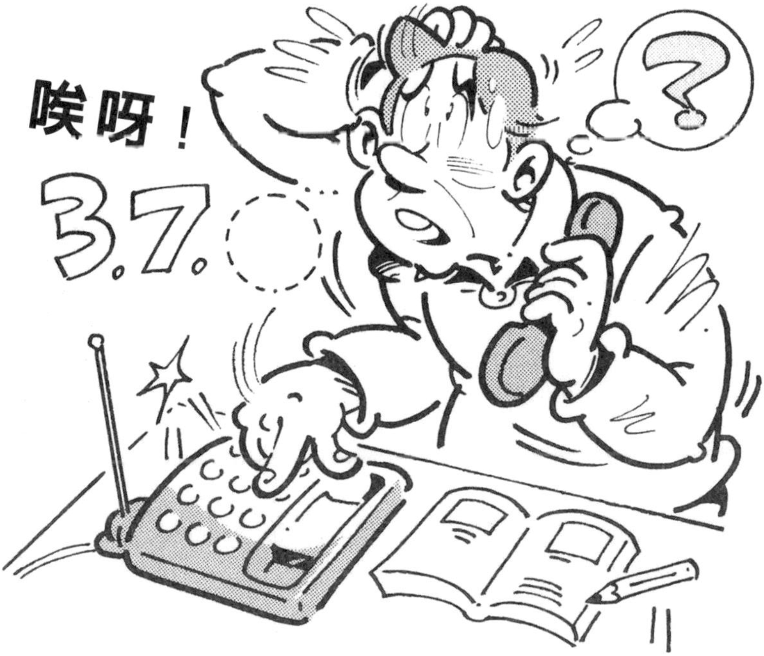

腦衰退。神經細胞一旦老化，對外界的刺激就會變得遲鈍。缺乏感動，不會驚訝，就像是「行屍走肉」一般。常保好奇心和求知慾，才能防止腦的老化。

此外，是否會反覆做相同的事情也是檢查重點。說明某件事情時，有些人會反覆說同樣的話，而且當事者根本不記得之前已經說過了。因為沒有自覺，所以，會反覆進行同樣的行為，這表示腦的老化相當嚴重了。

經常提久遠的往事或發牢騷，因為一些小事而生氣，看電視連續劇動不動就流淚，什麼事都不做也不會覺得無聊，這些都是檢查腦老化的重點。

腦的怠惰、不知羞恥的性質，真的很神奇

當我們做一些令腦覺得討厭的事情時，腦就會停止思考或判斷。遇到討厭的工作或討厭的人，腦就會產生排斥反應。因此原本可以順利進行的事情就會變得不順利。變得不順利，是因為「腦停止思考或判斷」。

一旦腦處於這種狀態，就會加速老化。為防止這種情況發生，就要常保好奇心。人生要保持積極的態度，這樣腦也會覺得高興，能夠愉快的發揮功能。

在同樣的職場或地區，以開朗的心面對一切的人和經常鬱鬱寡歡的人，會有截然不同的表現，就是受到來自腦的影響。亦即很有元氣、積極展現行動的人，腦隨時保持年輕，而鬱鬱寡歡的人，腦容易老化。

有句話說「請教別人是暫時的恥辱，而不請教別人則是一生的損失」。有些人在遇到自己不知道的事情時，會覺得難為情而想避開，這就是腦老化的第一步。換言之，求知慾一旦被阻絕，腦就會老化。

的確，長大成人後，聽到別人說「你怎麼連這一點也不知道」時，會覺得自尊心受損，感到難為情。但是，如果仍然不想去知道，就更會對腦造成不良影響。

要活化腦，就必須要擁有好奇心和旺盛的求知慾。這是活化腦細胞不可或缺的要素。沒有好奇心或求知慾的人，通常表情茫然。

腦經常尋求新的訊息。由此可知，腦天生就不知羞恥，所以，不會認為不知道的事情是一種恥辱，會不斷的探索。如此，就能使腦恢復年輕。

腦原本就是個懶惰蟲。要讓懶惰蟲拼命工作的秘訣，就在於要做讓腦覺得快樂、舒服的事情。

看感興趣的小說或電影，聽一些讓自己快樂的音樂……。

經常做一些讓自己感覺有趣的事情，能夠對腦產生良好的刺激，使腦旺盛的發揮功能，恢復

年輕。

例如，應付考試時，大家都拼命努力用功，但是，不見得每個人都會得到相同的分數。付出同樣的努力，有的人得到一百分，有的人卻只得到五十分，為什麼會有這樣的差距呢？問題不在於頭腦是否聰明，而在於該怎麼做才能夠讓頭腦覺得愉快。

只是盡義務，勉強的打開教科書或參考書來用功，則腦在中途就會停止其功能。即使花再多的時間，腦也不會記住所看到的東西。

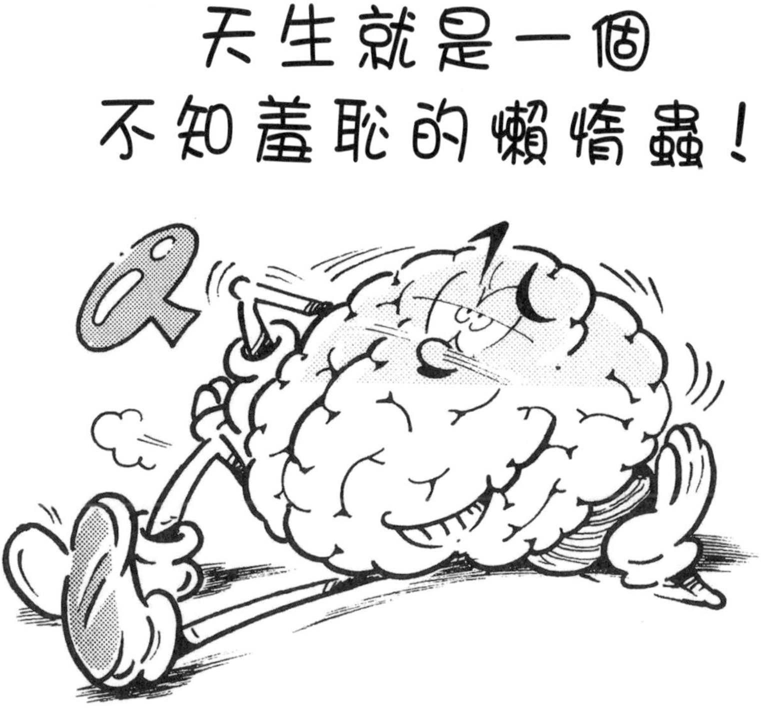

如果把記住這些事物當成是一種快樂，把學習本身當成是一種樂趣，亦即對知識充滿好奇心和求知慾，就能夠使腦活化，讓記憶裝置等充分運作，結果就能夠擁有許多知識。

工作也是如此。勉強工作和樂在其中，結果當然截然不同。掌握腦生殺大權的，就在於自己的感受以及態度。

大腦新皮質的功能是提高「腦力」的關鍵

人腦到底是如何形成的呢？

受精後的第八週，頭部就有如葡萄一般大。過了這個時期，原本稱為胚胎的受精卵開始成為胎兒。

從這個時候開始，腦就以驚人的速度成長。

這個時期是腦成長的重要時期，母體一定要保持身心穩定。

受精後第四個月，整個腦的構造已經完成，到了第九個月，已經發達到和成人的腦一樣。

腦中的大腦，大致分為「額葉」、「頂葉」、「顳葉」、「枕葉」四部分。而大腦皮質又可以分為大腦邊緣系和大腦新皮質。大腦新皮質是稍後才形成的，是其他動物所沒有的。

大腦邊緣系孕育生命力，形成了人類基本的心（感性）。大腦邊緣系決定了人性。

而新的腦大腦新皮質一邊控制大腦邊緣系，同時發揮知性或理性。鍛鍊腦的這兩個部分，就可以防止腦的老化。

鍛鍊大腦邊緣系，可以促進內臟功能，創造出健康不會生病的內臟。一旦大腦邊緣系生病，身體也容易生病。

人腦經常尋求刺激。我們所接受的來自眼、耳、鼻、口、皮膚等五感傳來的刺激，進入大腦新皮質的大腦聯合區。

這時可以發揮展現行動前的緩衝作用。腦生理學認為，不鍛鍊大腦聯合區，就無法經常得到快感。

亦即要活化腦、恢復腦的青春，重點就在於前述的要使腦感覺愉快，藉著用功學習，經常讓腦感覺愉快，就能夠不斷的磨練大腦聯合區的感覺，使其一生持續發達。

不經常學習、刺激腦，腦就會不斷的衰退、老化。

但是，最大的問題在於，一旦大腦新皮質持續控制大腦邊緣系，則大腦邊緣系的作用受阻，就會使得內臟出毛病。年紀大了之後，這種傾向更是強烈。

所以，偶爾也必須要減弱大

腦新皮質的作用，去除大腦邊緣系的壓力。

那麼，要怎麼做才能去除大腦邊緣系的壓力，使鬱悶一掃而空呢？

答案就是要盡情的遊玩。可以去看戲劇或電影，也可以做運動。總之，工作和遊玩要劃分清楚。只有這麼做，才能夠使腦常保清新。

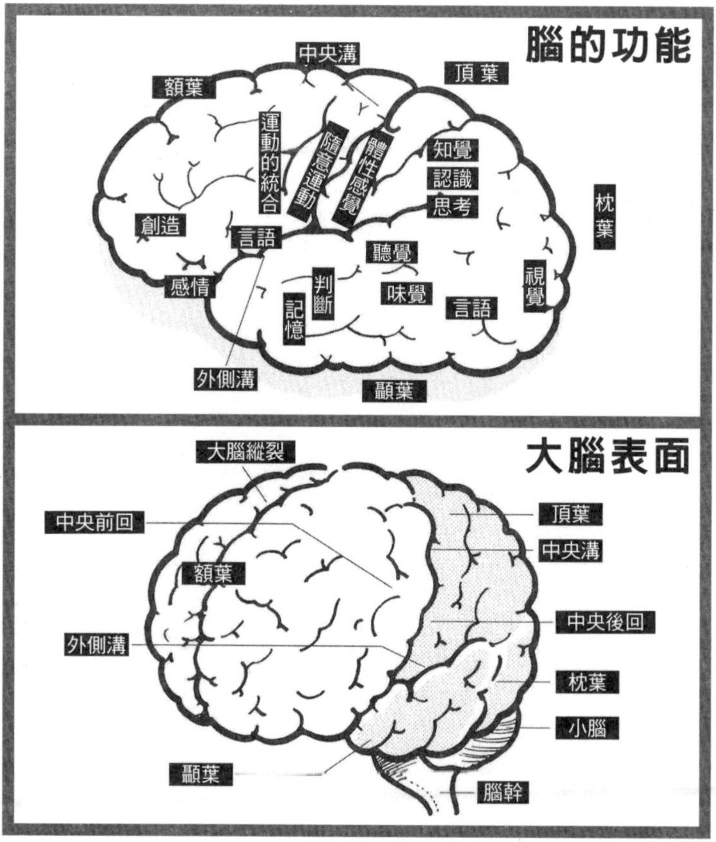

了解記憶的構造

我們往往用是否記得住事物來判斷頭腦的好壞，但這非正確的做法。

腦記憶力較強的人，只不過是能清楚的將記憶記在腦海中而已。

在腦中關於記憶的部分，有大腦的額區聯合、小腦、大腦邊緣系的海馬與扁桃體、顳葉。所謂「記憶力很好」，是指腦的神經細胞相連的「突觸」較多。

提高記憶力的方法之一就是聯想力。例如，牛頓從掉落的蘋果而發現了「地心引力法則」，名偵探福爾摩斯則是藉著一些細微的事物而破了重大的刑案。要提高聯想力，就要使得腦神經細胞相連的回路能夠順暢的往來，所以，要架構許多神經細胞的網路。

運用聯想力就能活化腦。

其次說明記憶及遺忘的構造。

記憶保存在大腦的顳葉，我們平常的言行或經驗會儲存在腦的大腦皮質。像「痕跡」一樣的刻劃在腦中。

就像是把一些資料放在抽屜一樣，必要時再拿出來加以確認，腦每天都在進行這件事情。

這些整體而言稱為記憶。記憶分為「長期記憶」「短期憶」「中間記憶」三種。也可以分成「運動性記憶」和「認知性記憶」。

「長期記憶」就是確實輸入腦中，一生都不會忘記的記憶。「中間記憶」就是即使沒有經常回想起來也不會立刻忘記，但是，也不會一輩子都記得，又稱為「作動記憶」。

「短期記憶」則是經常回想就會記住，但是，沒有經常回想就會忘記的記憶。像電話號碼或人名等，都屬於這個範圍。

「運動性記憶」是用身體記住的記憶。運動選手等就是很好的例子，活動身體所培養的技術也包括在內。

「認知性記憶」也稱為「五感記憶」，也就是臉或名字、

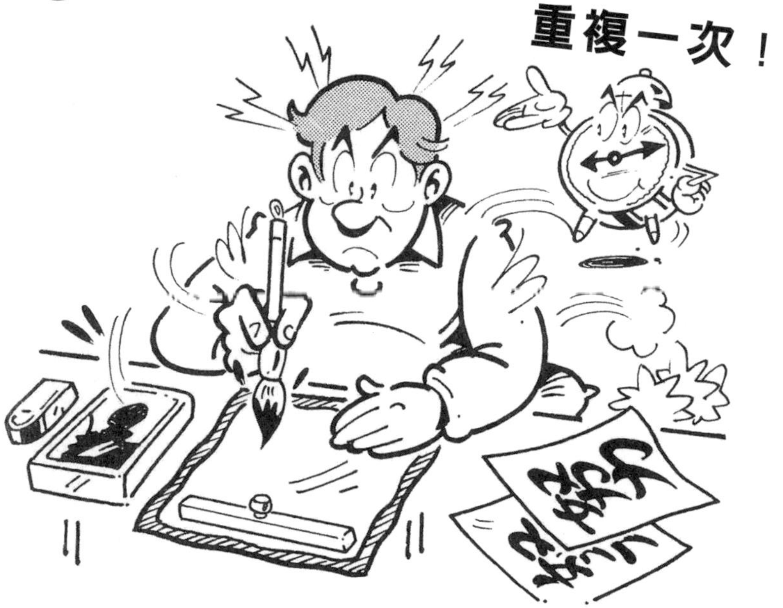

情景、語言等的記憶。

年輕時都沒問題，但是老了之後，身體和技術都不如從前，這就是「運動性記憶」衰退的緣故。

這個記憶必須藉著運動或訓練加以維持，否則就會忘記。

就算年輕時「跑得很快」、「擔任三壘手，守備得很好」，但是到了中高年齡層體力衰退時，若沒有持續訓練，就會失去「運動性記憶」。

「認知性記憶」不需要特別訓練，就會刻劃在腦海中，能夠自由的出入。來到回憶的場所，當時的情景歷歷在目，這就是「認知性記憶」發揮作用的緣故。

要提高這一類記憶，則記憶內容本身不是問題。

此外，是否能夠記憶並不重要，重點在於「進行記憶」的行為。

換言之，就是一種記憶訓練，藉此就能夠防止腦的老化，活絡神經細胞的網路，促使腦恢復青春。

葡萄糖是活化腦的熱量來源

能夠活化腦的熱量來源就是葡萄糖。成年男性一天大約要消耗一百二十公克葡萄糖。

一旦腦中的葡萄糖被消耗掉，就會變成二氧化碳和水，因此，要經常補充葡萄糖。

我們所攝取的葡萄糖，通常會成為肝糖儲藏在體內的肝臟和骨骼肌中。骨骼肌所儲藏的肝糖大約為一百二十公克到三百六十公克，但是，此處缺乏將肝糖轉換成葡萄糖的「6—磷酸葡萄糖脢」，因此，無法將其轉換成葡萄糖。

結果，只能將儲藏在肝臟內約六十公克的肝糖當成葡萄糖供給來源，提供給腦。

體內需要葡萄糖的組織不光是腦而已，紅血球、腎臟皮質、心臟等都需要葡萄糖。

因此，一天的用餐次數很重要。

例如，從晚上六點吃晚餐到早上六點吃早餐為止，這十二小時內腦大約要消耗掉六十公克的葡萄糖，可以說肝臟的肝糖幾乎全都消耗殆盡。

因此，不吃早餐，就無法經由飲食攝取葡萄糖。雖然體內的腎臟和肝臟有合成葡萄糖的「糖新生」作用，但光靠這兒所製造出來的葡萄糖仍嫌不夠。腦無法得到葡萄糖的供應，神經細胞就會死亡。

一旦熱量不足，腦功能就會減弱。因此一定要吃早餐。

將葡萄糖供應到腦的「葡萄糖運輸體」，是在腦血管中的血液腦關卡處。年紀大了之後，這個運輸體供應腦葡萄糖的能力就會減弱。

一旦缺乏葡萄糖，最容易產生敏感反應的就是掌管記憶的海馬組織。

正因為腦具有這種構造，所以，一定要吃早餐。

關於減肥，有的人會隨便打發一餐或不吃早餐，這樣會使腦的功能減退。一旦供給腦部葡萄糖的力量不足，神經細胞死亡，腦就會老化。

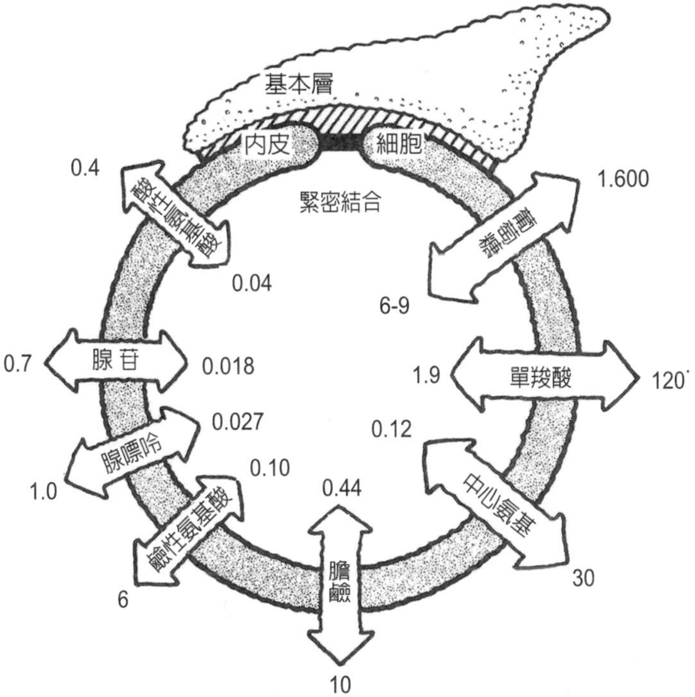

毛細血管內的數值表示對於代表物質而言的 Km（mM），
外側數值則是Vmax值（n mol／分／g）

人腦的重量佔體重的二%到二．五%。若連體內的臟器一併計算，則約佔體重的八%。僅僅八%的臟器，卻要消耗掉體內半數以上的熱量。

顯示血中到底含有多少糖分的數值就是血糖值，血糖值為六十到七十毫克時，表示腦的功能已經相當差了。變成了五十毫克時，手會發抖，覺得肚子餓，無法工作或學習。

結論就是要正常規律的吃三餐，這樣對腦才會有好的影響。有的學者甚至主張一天要吃四餐。

判定腦老化度的檢查重點

由於電腦和網路普及，即使不與人接觸，生活上也不會覺得不方便。但是，這樣會對腦造成不良的影響。因為藉著肌膚接觸，才能夠適度的刺激腦。

尤其是對皮膚感覺的刺激特別有效。皮膚是覆蓋在身體表面的「第二腦」，在五感中最先形成。

皮膚上的感覺接受器稱為「受體」。藉著反應將刺激傳達到腦。

全身的皮膚得到適度的刺激，就能夠活化腦，因此，偶爾應該停下手邊的工作，洗個三溫暖、按摩全身，這是活化腦最好的方法。

換言之，不刺激皮膚的人生，會加速腦的老化，同時使自己對社會的反應變得更為遲鈍。

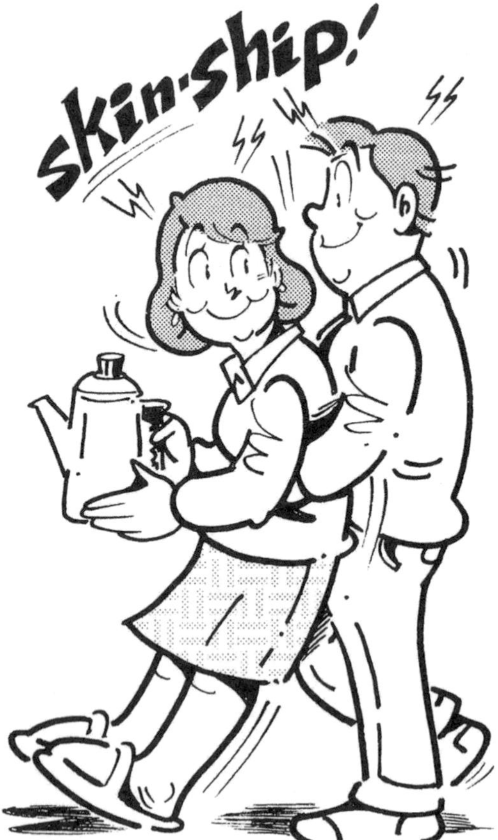

出汗運動能夠使腦更有元氣

平常忙於工作的上班族，一到假日就會想要「好好的在家中補眠」。上了年紀容易疲勞，更是會這麼想。但是，這樣無法活化腦，不僅無法恢復青春，反而更容易老化。

上班族平常沒有時間運動，一到休假日就會到健身房做適度的運動。事實上，運動不但能夠鍛鍊身體，還能夠活化腦。

為什麼在不勉強的情況下做運動讓身體出點汗對身體很好呢？

因為流汗可以促使皮膚內血管的血液循環順暢，血液順暢的刺激腦，藉此活化腦。

此外，腦是驅使肌肉活動的司令塔，藉著運動使肌肉對腦造成刺激，就能活化腦。

刺激肌肉知覺神經末端的「肌梭」，反應會立刻傳達到腦。根據腦生理學的研究，這樣能夠活化腦功能。

尤其是坐辦公桌、平常沒有機會活動身體的人，休假日不要老是待在家裡休息，而且每天要做一些能夠讓身體流汗的運動。

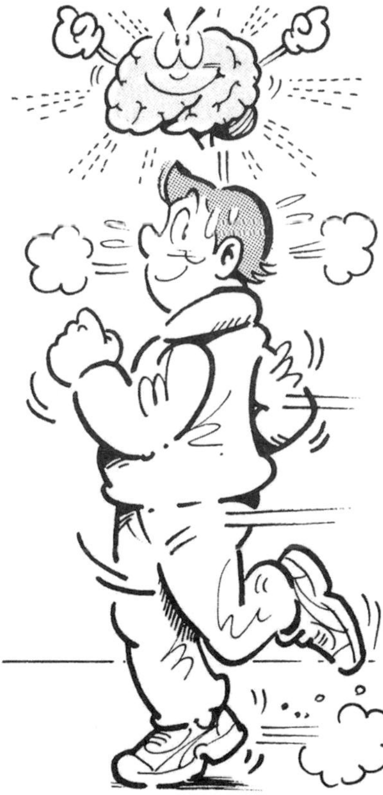

「笑」是使腦柔軟的腦部按摩

門福自來」。嘲笑別人並不好，不過，笑是可以適度刺激腦的「笑愉快按摩。

可以藉著看漫畫、看笑話或綜藝節目等，讓自己開懷大笑。

根據大阪大學中川米造先生的說法，笑聲是一種類似「痙攣」的動作。

「哈哈哈」、「嘻嘻嘻」、「呵呵呵」，雖然笑聲不同，但都是一種痙攣的動作，會讓身體徹底的放鬆。中川先生指出，笑聲可以緩和緊張。

笑是緊張、放鬆的反覆行為。藉此能夠驅動橫膈膜，活動肌肉。

這個活動可以適度的刺激腦，達到按摩腦的效果。亦即藉著笑，可以適度的放鬆腦。

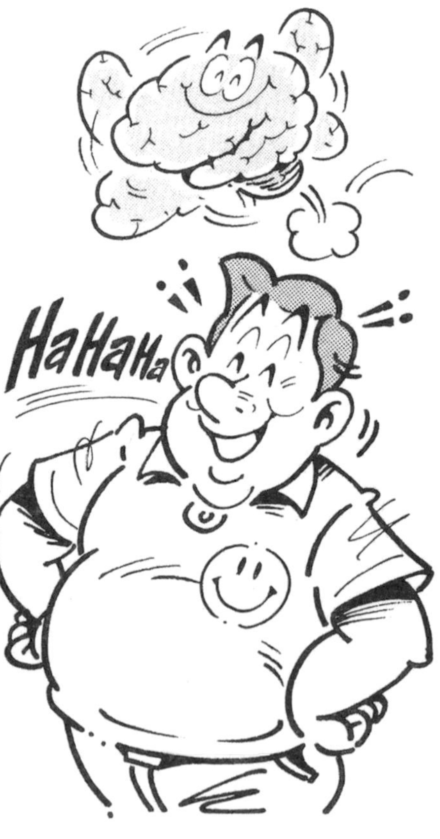

如果人沒有笑，那就會變成殺伐的人生或社會。笑的效用和腦的柔軟有密切關係。

活動無名指能夠防止老化

人類單隻手大約可以進行一億種運動。著名的哲學家歌德曾說「手是外部的腦」。

大腦支配著手的動作。因此，手的動作與活化大腦、防止大腦老化有密切關係。

手指聚集了幾百萬個神經細胞，其中有能夠感覺冷暖的溫度神經和觸感神經，還有能夠感覺物體形狀、稱為帕西尼小體（環層小體）的神經細胞。因為有這種探索、感覺的能力，所以，手有第二腦之稱。嚴格說來，是手和手指的皮膚感覺具有這種作用。

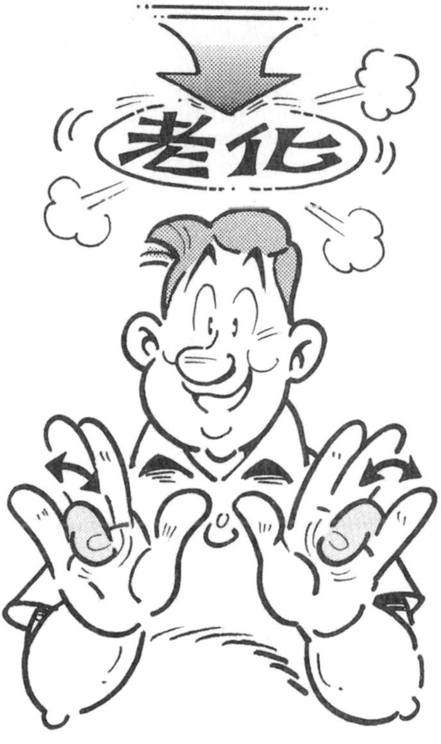

大腦會支配手的動作或感觸，而且支配力勝於對腳的支配力，控制手或手臂動作的運動神經細胞其範圍相當廣泛。因此，經常用手工作的人，能夠刺激運動神經細胞。

為什麼活動無名指能夠適度的刺激腦呢？

因為平常很少用到無名指，只有在戴結婚戒指時才會用到無名指。如果能像其他手指一樣經常的活動無名指，當然就能將更多的刺激傳達到腦。

沈默寡言的人容易得癡呆症

前面說過，腦的老化與刺激有密切的關係。笑是適度的運動，而活動手指也可以刺激腦。反過來說，沈默寡言、不思考、不會感動、不會表現自己的人，腦容易老化，較容易罹患癡呆症。

因為腦中的額葉是使人活得像人的重要器官，會在思考或表現時充分運轉。

例如，參加研習會或聚會，為了積極和同伴打成一片，因此，會推銷自己。對人生抱著積極態度的人，其額葉非常年輕。

相反的，對任何事情都漠不關心、生活中無所事事的人，因為刺激太少，額葉會慢慢的萎縮。癡呆的老人就有這種傾向。

沈默寡言、獨來獨往的人，到最後都沒有人要理他，變成孤僻的人。因為，不使用額葉，額葉萎縮老化，機能減退，因而開始出現癡呆症狀。

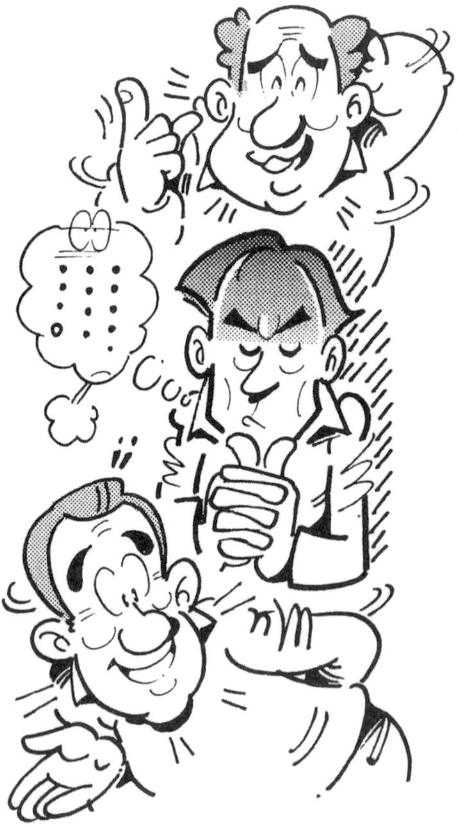

高血壓或貧血會使腦提早老化

容易生氣、流淚，是高血壓和動脈硬化徵兆的特徵。某日突然出現這些症狀時，就要特別注意了。會出現這些症狀，就是因為氧和營養無法充分送達到腦而造成的。

此外，高血壓和動脈硬化最可怕之處，就在於它是腦中風和心臟疾病的要因。

腦中風嚴重時會導致語言障礙、半身不遂。此外，反覆輕微的中風，漸漸的就會變成「多梗塞癡呆症」。這也是不容忽略的疾病。

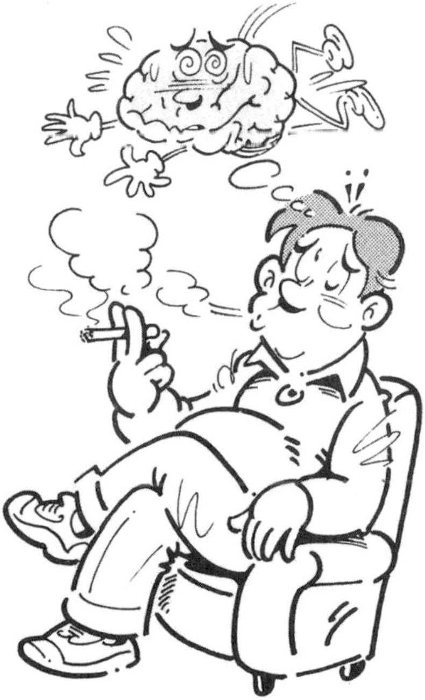

女性較多見的貧血對腦也不好。貧血狀態是指血中的血紅蛋白或紅血球減少以及功能遲鈍的意思。當血液的功能遲鈍時，全身五十兆個細胞就會處於缺氧狀態。因此，心臟必須要讓更多的血液在體內循環才行。

人腦在頭頂上，血液很難往上輸送到腦，再加上長期處於貧血狀態，血液就更不容易輸送到腦，導致腦處於缺氧狀態，一旦營養無法送達到腦，腦就會開始老化。

唯有正確的飲食生活才能夠防止貧血，所以，首先要注重營養均衡的飲食。

使「性能力」年輕10歲的方法

插圖／永田德治郎
內文／辻 秀雄

希望永保青春，
這是人性。
堪稱青春象徵的就是性能力。
尤其是男性，
性能力衰退會讓人聯想到
生命能量的衰退。
有一天，突然老化，
無法勃起的打擊，
是女性無法想像的。
這和迎向停經期女性的心情
也許有共通之處。
那麼，該怎麼做
才能永保年輕的性能力呢？

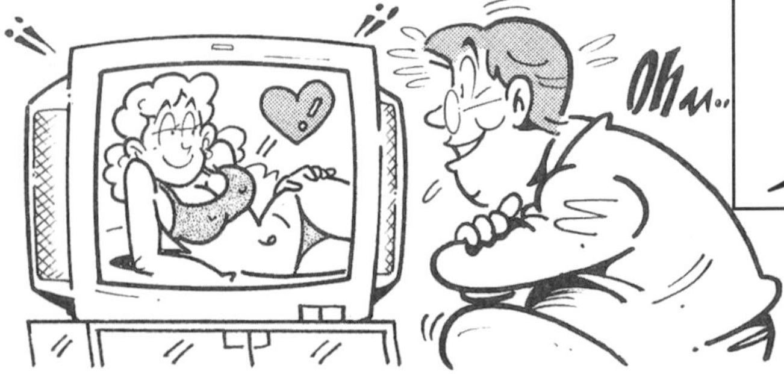

有句俗話說「東西不使用，功能就會減退，最後消失」。好的東西若沒有使用，功能就會慢慢的減退，甚至消失。

性能力也是如此。若不使用，功能會衰退。因此，減少性交根本毫無意義。

男性儲存由睪丸所製造出精子的地方叫做「精囊」。精囊具有非常重要的作用，會破壞沒有使用掉的精子，或吸收精子，使其成為體內的活力來源。

進行性行為時，積存在精囊內的精子藉著強力的收縮被擠出，通過陰莖排出體外。

若不進行射精這種行為，收縮力就會減弱，吸收精子的力量也會減弱。

亦即無法當成體內的活力來源。結果就如同逐漸消了氣的皮球或氣球一樣。

長期不射精，精囊就會失去功能。

那麼，到底多久沒射精，精囊的功能就會消失呢？雖然具有個人差，不能一概而論。但是與年輕時相比，年紀大了之後功能更容易衰退。

年輕時對性很感興趣，對於性行為很少抱持消極的態度。要永保青春，則理論上不管年紀多大，都應該要過規律正常的性生活，不過，實際狀況卻有所不同。

很多人認為性行為是靠下半身來進行的，但實際上卻是受到下垂體周邊的性中樞所控制。即使製造精子的睪丸性能極佳，但是，性中樞如果有問題，那麼，還是無法產生性慾。

因為交通意外事故導致脊椎受損時，雖然性器無異常，卻無法勃起，就是因為來自性中樞的指令途徑被阻絕所致。

反過來說，即使沒有性器也會有性慾。

要提高性慾就必須刺激性中樞。按摩性中樞或是男女伴侶一起欣賞成人錄影帶等方法，都可以提高對性中樞的刺激。

尤其男性容易藉著眼睛的刺激而刺激性中樞，使男性荷爾蒙旺盛分泌。

刺激性中樞的第二種方法，就是解決性生活一成不變的問題。換個環境或是花點功夫，就可以防止一成不變。

結束育兒工作之後的中高年齡者，應該更能夠享受性愛生活之樂。

「精力」不使用就會衰退

心理療法能夠有效的防止性老化

男性的厄運之年是二十五歲、四十二歲、六十二歲。到了這個年紀，身體開始失調。這是以前的人基於長久歲月流傳後世的智慧。

男性到了四十二歲，雖然不像女性肌膚處於轉捩點，但是體力衰退，尤其是性能力衰退。

一般來說，男性的老化現象首先出現在眼睛，其次是牙齒，然後是性器。勃起不全或勃起力較弱，都是男性的致命傷。進行性行為時，突然萎縮的打擊也很大。

通常，勃起是藉著副交感神經的作用而產生，射精則是藉著交感神經的作用而產生。性能力衰退，是因為副交感神經的作用，被交感神經控制所致。亦即交感神經過強。

交感神經強力發揮作用時，我們是處於壓力積存的狀態。神經倍感壓力。

交感神經功能過剩時，脈搏跳動次數增加，心跳加快，血壓上升，對身體當然不好。

要去除這種狀態，就必須讓促進勃起的副交感神經和促進射精的交感神經取得平衡。

這些神經都是自律神經，無法由外部加以控制。不過，最近開發出自律訓練法等，能夠控制到某種程度。

例如，瑜伽、坐禪或環境音樂等放鬆心靈的音樂療法、暗示療法等。

市面上也有販賣心理療法專用的機器或裝置等。可以嘗試各種方法，找出最適合自己的方法。

即使採用心理療法，但是能使身心都放鬆的關鍵，仍然在於伴侶的協助。所以，能夠得到戀人、妻子的愛情是最棒的。

在職場上，充實與同事、上司、下屬之間的人際關係也很重要。中高年齡層容易成為被裁員的對象，平常就會擔心這一方面的問題。

如果沒有堅強的意志克服這些問題，就會使性能力更為減

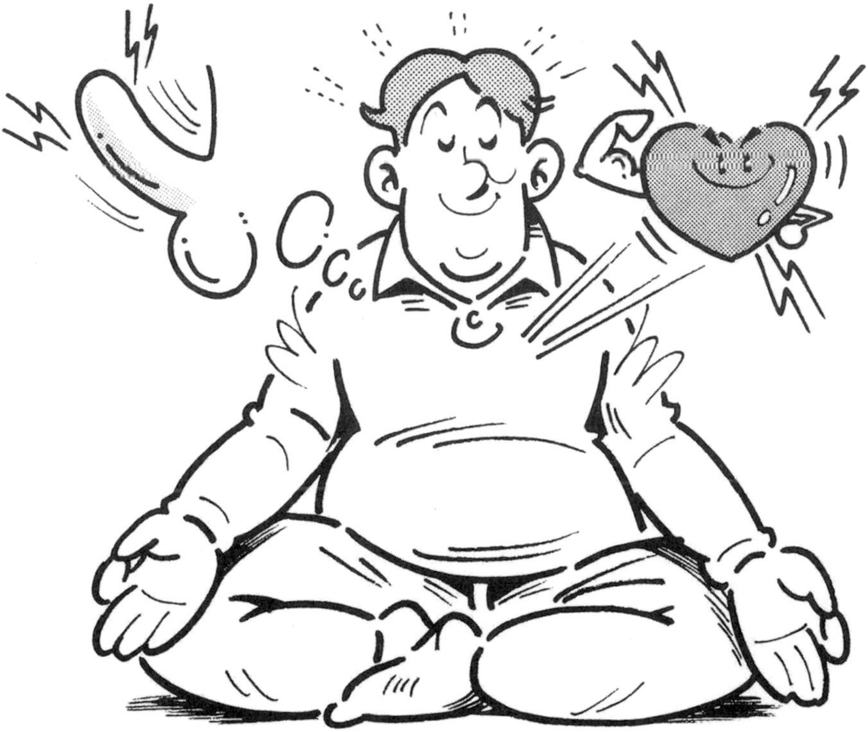

退。

衡量身心是否健康的四大標準如下。

・早上起床時是否殘留疲勞感
・睡眠是否充足
・食慾是否旺盛
・排便是否順暢

這些都是檢查身心是否健康的指標。

此外，按摩也有助於恢復性能力。夫妻或戀人互相按摩，能夠刺激皮膚的感覺，刺激腦的性中樞，藉此就能提高性慾或性能力。

要恢復性慾或性能力，則雙方的肌膚之親非常重要。

藉著一般資料了解自己性能力的強弱

對於男性而言，性能力的強弱永遠都是重要的課題，嚴格說來，並沒有衡量性能力的標準。

大致可以從勃起力、性交次數、男性荷爾蒙分泌能力等來衡量性能力的強弱。

不過這也因人而異。有的人一個晚上可以和伴侶進行好幾次性行為，有的人則是一個晚上可以和好幾位伴侶進行性行為，因為個人的體力和精神力有所差別，所以無法正確的測量。

東北大學白井將文先生所寫的資料可供各位參考。

首先是睪丸的容量，五十歲前不會改變，過了五十歲容量開始減少，左右睪丸的大小差距開始擴大。

過了六十歲，睪丸的硬度明顯減弱，可以觸摸自己的睪丸，感覺柔軟時就要去看專門醫師。

精液會隨著年齡的增長而產生變化。

精子有尾巴，形狀就像蝌蚪一樣，隨著年齡增長，尾巴部分異常的精子愈來愈多。

三十五歲左右，活力旺盛的精子減少，動作遲鈍的精子增加，這兩種精子的數量開始出現逆轉。

睪丸分泌出男性荷爾蒙，隨著年齡的增長，分泌活動減退，不過目前並沒有這一方面確切的證明。

其次，到底正常的性行為為何？要如何加以規定呢？事實上，正常的性行為是指勃起力、性慾、射精、高潮等一連串的性行為缺一不可。

性荷爾蒙與個人健康有密切的關係。健康的人，性荷爾蒙分泌旺盛。勃起力的確會隨著年齡增長而減退，不過確實的因果關係，目前並沒有定論。當然，也會受到個人健康狀態、精神狀態等的影響。

最近，因為憂鬱症而導致勃起不全的例子增加。如果認為自己正處於憂鬱狀態，那麼，這可能就是勃起不全的前兆。

根據白井先生的調查，勞動

身體的人，其平均一個月的性交次數如下。二十歲層為十三點一次，三十歲層為八・二次，四十歲層為五點四次，五十歲層為四次。

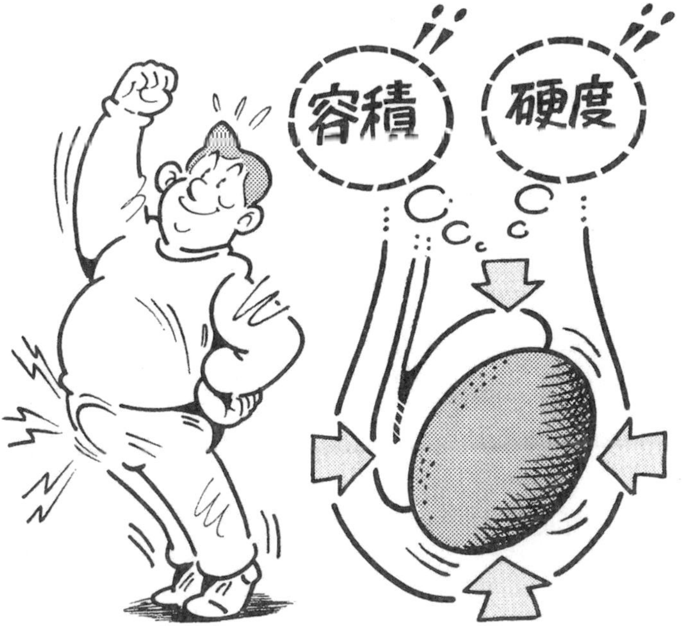

而動腦的人則是二十歲層為十七・八次，三十歲層為十二・四次，四十歲層為九・二次，五十歲層為五點七次，六十歲層為三・七次，七十歲層為一・九次。

由此看來，動腦的人性交次數比勞動身體的人更多。

而隨著年齡的增長，性交次數有減少的傾向。

根據同一項調查顯示，到射精為止的時間，二十歲層為七・八分鐘到八・六分鐘，三十歲層為十・六分鐘到十一・一分鐘，四十歲層為十・三分鐘到十二・五分鐘，五十歲層為十四・二分鐘到十五・零分鐘，六十歲層為八・一，七十歲層為五・五分鐘，由此可知，五十歲層左右射精時間最長。

喝太多可樂會導致陽痿

一九五五年代，發生了喝太多可樂而造成陽痿（勃起不全）的事件。很多年長的人在餐廳看到孩子想喝可樂，都會加以制止並且告訴他們說：「會得陽痿喔！」

這是因為有機磷作惡的緣故。可樂、香腸、火腿等許多加工食品中都含有機磷，有機磷對於身體而言是必要的物質，但是，攝取過多並不好。

一九五五年代發生這種事是因為農家出了問題。當時農業上大量使用有機磷，農藥中所含有的有機磷透過農作物進入人體，成為勃起不全的原因之一。

體內的有機磷過多時，身體成為酸性。人體在健康時應該保持弱鹼性，鈣比較多。而且我們的身體具有盡量保持健康狀態的機能，因此，會將多餘的營養素排出體外。

有機磷過多時會被排出體外，但是，與鈣結合一起排出體外，所以，體內容易缺乏鈣。一旦鈣不足，性中樞神經的勃起中樞和射精中樞就會出現混亂。

結論就是，體內有機磷過多時，將會導致鈣缺乏而出現陽痿現象。

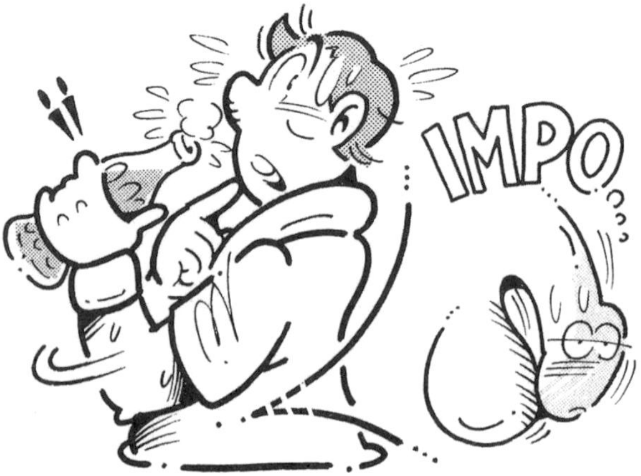

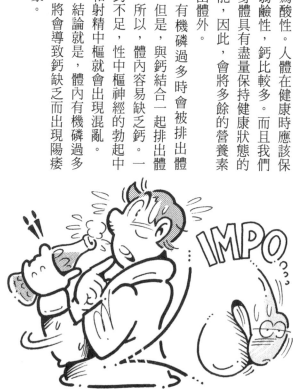

前列腺肥大會強烈影響性能力

年齡大了，體內的臟器會萎縮，只有前列腺會肥大。

「前列腺肥大」會壓迫尿道，無法順暢排尿，形成殘尿感。

前列腺是製造前列腺液的器官，而前列腺液是精子的營養來源。

前列腺肥大時，排尿不順暢，對腎臟造成不良影響。腎功能減退，導致全身機能減弱，也影響到性功能。

此外，前列腺肥大，前列腺液減少，無法舒暢的射精，因此，性能力也會減弱。有的人因為前列腺肥大而無法順暢的射精，因此，認為性行為是痛苦的事情。

目前前列腺肥大的原因不明。有的人認為可能和性荷爾蒙有關，但是並無定論。

不過，可以確定的是，這是一種老化現象，放任不管，可能會得前列腺癌。感覺排尿不順時，就要盡早接受檢查。

●前列腺的位置

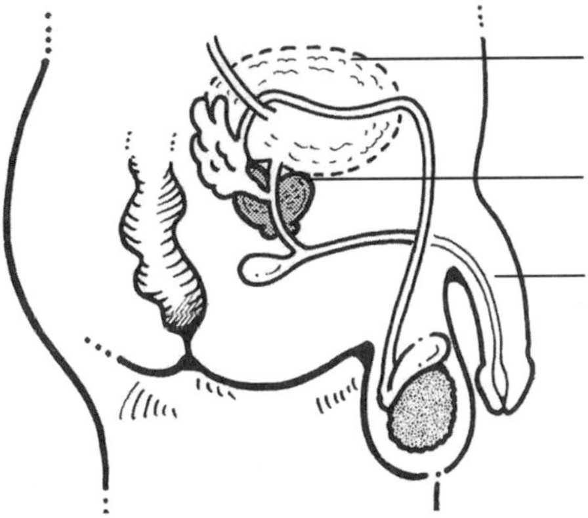

提升勃起力的秘密訓練

之

所以要進行增強勃起力的訓練，是因為勃起的性器不像年輕時那麼有力，而且射精感也不像以前那麼舒服，甚至擔心插入時會萎縮。

增強男性的勃起力，可以大大的滿足性生活。而要增強勃起力，首先要得到伴侶的協助，這一點要牢記在心。

齋藤婦產科的齋藤信彥主任醫師，推薦以下增強勃起力的方法。

首先，以拇指和食指做成圓圈，用力捏陰莖龜頭的根部，然後朝勃起的方向用力往上拉。

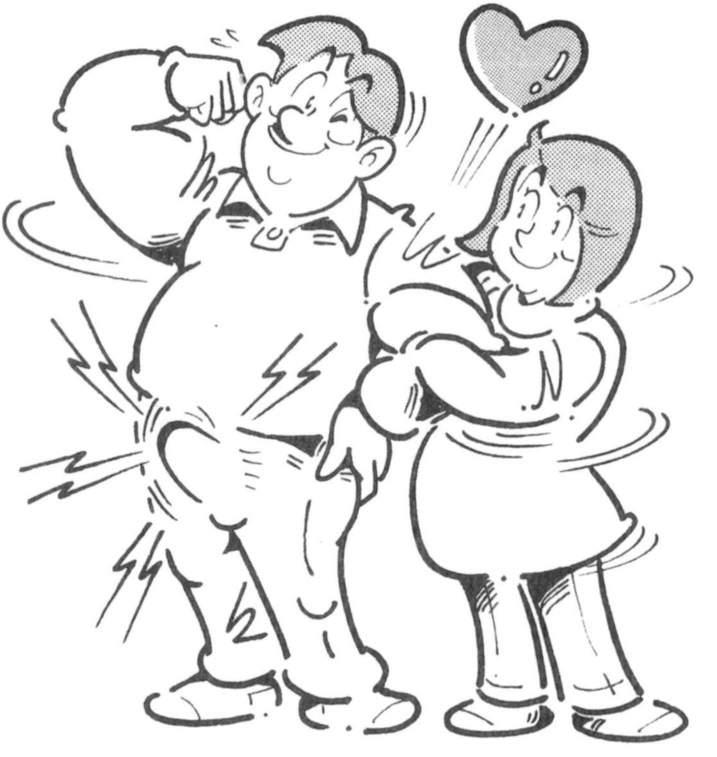

重點是朝龜頭陷凹的部分用力往上拉。

這時千萬不可以勃起，一旦勃起就無法進行訓練，而且也不需要訓練了。

用一隻手用力將陰莖往上拉，另一隻手揉捏軸的部分（進入恥骨的部分），一直揉捏到恥骨的內側。感覺有硬物時，就要朝該處用力揉捏。

耐心的進行三十分鐘。

用力揉捏陰莖軸時，可能會聽到好像手指彎折而關節發出聲音一樣，不必過於驚訝。

有了這種感覺之後，足夠的血液就會流入陰莖，增強勃起力。

男性還可以自己嘗試這些方法。

亦即是排尿後朝勃起方向用力拉扯，或是進行忍耐排尿的運動，讓骨盆底的肌肉收縮。排尿後進行三十至五十次。這時往上拉扯的陰莖龜頭大約會往前後移動十毫米。伸縮的幅度愈大，勃起力愈好。

這些訓練方法對於超過五十歲的人比較有效。

訓練後，甚至連六十歲層的人都覺得性能力恢復到四十歲層的程度。

對於中高年齡性能力減退的人，可以利用這些方法重新恢復年輕的勃起力。

這些增強勃起力的訓練，需要妻子或戀人的協助。首先要說明情況，讓對方了解後再進行訓練。強制要求對方協助會造成反效果。

藉著伴侶的協助恢復勃起力

適度的運動對於前列腺有好的影響

在增強性能力的訓練之中，最著名的就是「金冷法」。也就是藉著冷卻睪丸提高性能力。雖然這個方法會增加精子數，但是否有提高性能力（精力）的效果卻令人懷疑。

有效增強性能力的訓練方法，就是要促進全身新陳代謝。使男性荷爾蒙睪丸素旺盛的發揮功能，就能夠提升性能力。利用前列腺活化睪丸素，變成二氫睪丸素之後，就能發揮原有的功能。

但是，目前並沒有增強前列腺的適當方法，因此，最好還是做運動。

並非隨便走路，而是決定好一分鐘要走多遠。至少走三十分鐘。每天都要藉著運動輕微流汗。

全身運動等於身體的肌肉運動，能活化全身的機能，同時有助於前列腺。

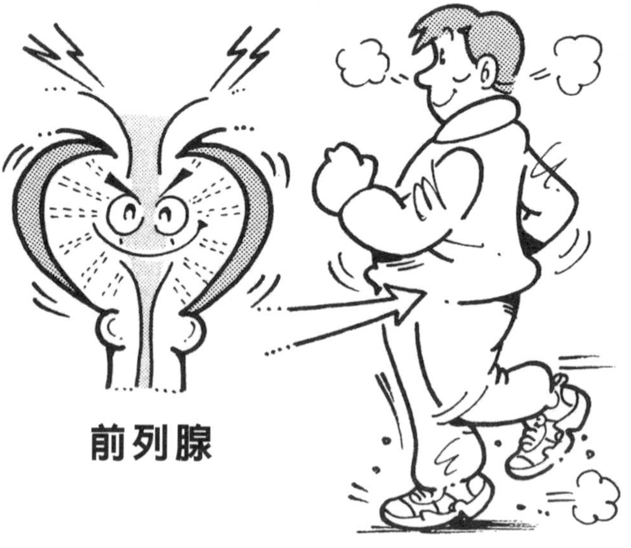

站著穿襪子能夠提高勃起功能的反射神經

平常花點工夫站著穿襪子，就能夠提高性能力。

要提高勃起力，就要增強勃起中樞反射神經的功能。因為生理現象的勃起，是藉著勃起中樞的反射而產生的。提高反射神經最好的方法，就是如插圖所示站著穿襪子。

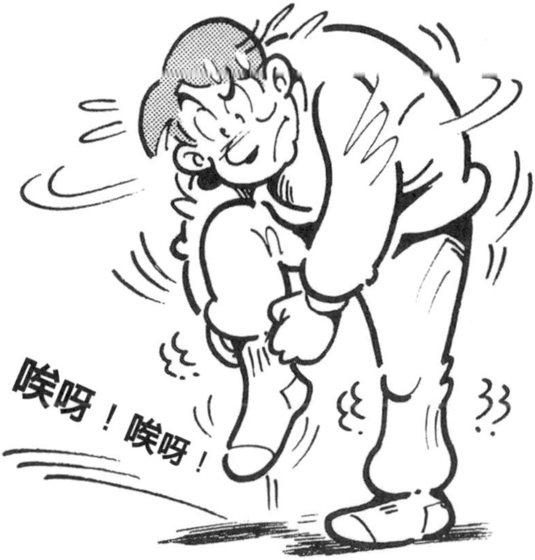

單腳站著穿襪子的姿勢，能夠促進人類挺直站立時，所需要的神經反射立位反射的作用。同時也可以強化下半身。

應用方法就是使用階梯的鍛鍊法。盡量爬樓梯，不要搭乘電梯，這樣在不知不覺中就能夠鍛鍊反射神經。尤其下樓梯能鍛鍊反射神經，而上樓梯能夠鍛鍊足腰的肌肉。

性行為需要強壯的足腰。此外，為了強化勃起力，鍛鍊骨盆周圍的肌肉也很重要。

這些肌肉在陰莖的根部圍成數圈，在勃起時具有支撐陰莖的重要作用。

養成鍛鍊的習慣。不需要花錢就能夠得到鍛鍊效果。

防止性能力減退的股關節柔軟體操

股關節與老化有密切的關係。股關節僵硬與年紀並沒有關係，但卻是老化的開始。

因此，讓股關節柔軟，也可以防止性能力減退。

股關節僵硬時，骨盆無法自由活動，骶骨朝前側彎曲，腰椎朝前彎，感覺姿勢後仰，看起來非常挺拔，但事實上並非如此。

腰椎往前彎，透過椎間孔的腰神經和骶骨神經、陰部神經受到壓迫而變得遲鈍，因此性能力減退，同時也可能引發椎間盤突出症或腰痛。

接下來介紹使僵硬的股關節變柔軟的方法。

①仰躺，單腳彎曲，手用力拉扯膝蓋，直到貼於腹部為止。左右腳各進行五次，然後雙腳同時進行五次。

②仰躺，膝蓋伸直。單腳保持膝伸直的姿勢，然後朝左右盡量張開。左右腳各進行五次，然後雙腳同時進行五次。接著，雙膝保持伸直的狀態，盡量張開。

③其次，坐在地板上，盡量張開雙腳，上身倒向左右任何一側的腳，雙手朝腳尖伸直。

④接著，雙手伸直，上身前彎。股關節柔軟之後，頭就可以碰到地板。

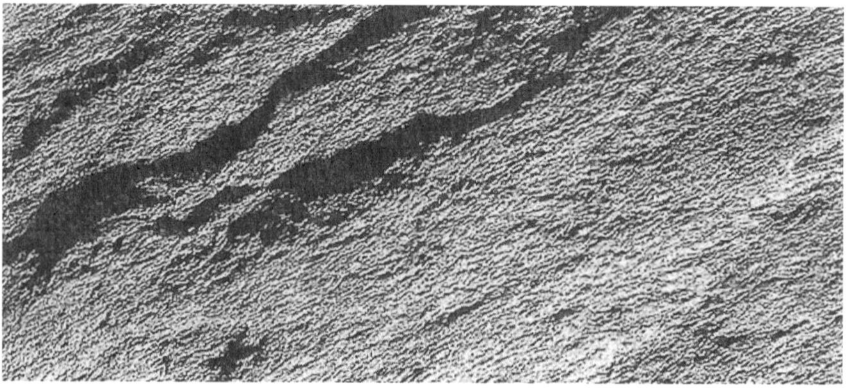

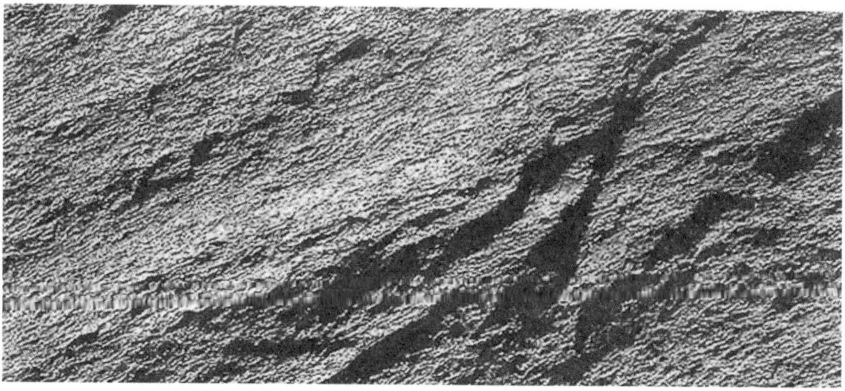

⑤正坐，臀部落於兩腳之間，上身後倒。習慣之後，膝蓋就可以碰到地板。

利用睡前或空閒時間做①到⑤，可使股關節愈來愈柔軟。

其重點在於要每天持續的進行。剛開始可能會覺得疼痛，千萬不可勉強，要慢慢的習慣。操之過急於事無補。

耳部指壓是輔助足腰的療法。

全身器官的穴道都在耳朵，因此，要指壓子宮穴道和交感神經穴道、內分泌穴道、睪丸穴道等。

指壓子宮穴道，能夠提高陰道內的分泌，因此，可以提高女性的性感。

而且指壓效果能提高自律神經，所以能夠提升性能力。

對男性最有效的輔助療法，就是具有速效性的陰囊牽引法。

陰囊通常是柔軟的，只有在陰莖勃起時會變硬。平常有性功能障礙時就會較硬，而且往下拉扯時覺得疼痛。

這時要握住左右陰囊往下拉扯二十次，反覆這麼做，能使疼痛消失，陰莖也容易勃起。

每天反覆進行足腰運動、耳部指壓、陰囊牽引，就能年輕五到十歲。

中高年齡的人應該進行自慰

有的人從四十到五十歲時，性能力就開始減退。除了得糖尿病或性功能障礙之外，性能力之所以這麼快減退，就是因為從三十歲層開始就不再進行射精等性行為了。

並不是只有性行為時才會射精，射精可以使男性常保青春。

筆者有位朋友，除了和女性進行性行為之外，平常也會自慰，是個三十歲層的「猛男」，看起來非常年輕。

要保持身體的健康，重點在於要經常讓體內進行新陳代謝。

睪丸製造出來的精子儲藏在精囊，而精子儲存到某種程度時就會想要排放出來。年輕時還好，年紀大了之後性慾減退，精液沒有排出，則製造精液的能力就會慢慢減退。

精液排出後，睪丸就會重新再製造出精液。

所以，中高年齡者必須藉著一些手段提高性慾，利用性行為或自慰等讓精液排出。

精液長期停留在精囊中，睪丸的功能會退化。為了防止這種情況發生，需要好好的射精。

尤其是身體機能逐年衰退的中高年齡層的男性，更是要定期手淫。

如此就能反覆進行新陳代謝，維持睪丸的功能。

有的讀者認為，有了妻子根本不需要特別進行自慰。

但是，即使有好的性伴侶，自慰對中高年齡的男性仍然非常重要。

這是了解自己健康程度的指標。知道精液的量或黏性、射出的速度等，就可以估計自己的健康狀態。

前面說過，器官不使用會慢慢的減退，所以，中高年齡層的男性更應該手淫。

不光是男性，女性器官不使用也會退化。

女性的陰道也是如此。如果

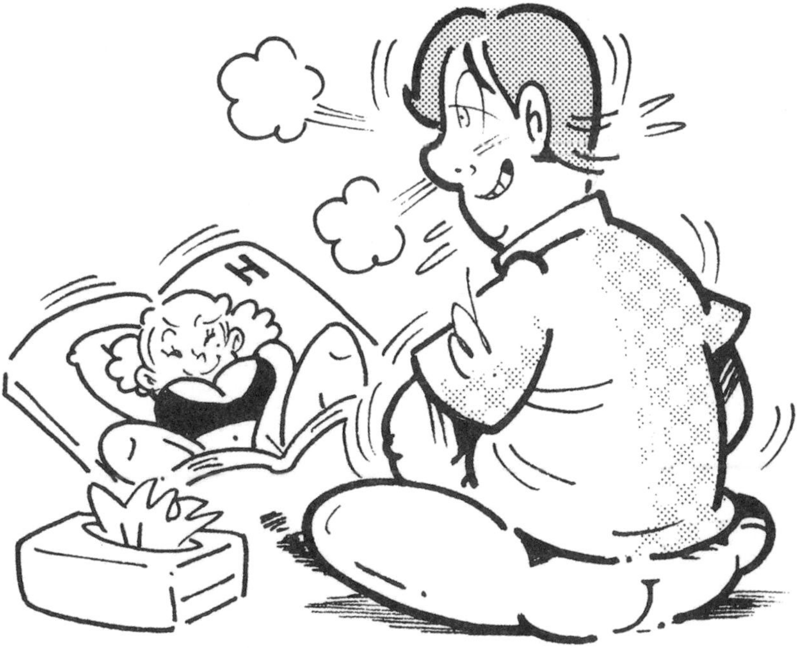

不使用，則陰道本身就會萎縮，陰道壁慢慢的就會破裂。

為了防止性能力老化，要定期的擁有性生活。

請記住，上了年紀之後，性生活更是不可缺少。

性行為是保持年輕不可或缺的要素。

可以在家進行的簡單訓練，強化括約肌的正坐法

正坐能夠強化括約肌，而且能使女性的陰道更為緊實。各位知道這一點嗎？

正坐是以腰為主的姿勢和運動，能夠增強肛門括約肌，讓陰道變得緊實。

而相撲的四股（左右雙腿交互高舉，然後重重的踏在地面上）也具有同樣的效果。

現代社會已經很少有正坐的機會了。但是，正坐可以強化肛門括約肌，同時維持支撐上半身體重的腰和大腿及下腹部的姿勢。

所以，在日常生活中要養成正坐的習慣，隨時隨地正坐。

此外，強化身體背部也能緊實陰道。這時可以集中鍛鍊大腿內側的肌肉、背肌等。

進入游泳池前一定要做柔軟體操，可以趁此機會鍛鍊背肌與腹肌。

最好加入社團，強迫自己鍛鍊背部的肌肉。沒有參加社團的人，可以利用自家的樓梯鍛鍊背肌。

首先面對著階梯，雙腳併攏站在階梯上。

並非整個腳站在階梯上，而是腳跟露在階梯外面。

至於露出的程度，則只要能夠取得平衡，身體不會東倒西歪即可。然後踮腳尖，腳跟抬起放下。膝蓋不可以彎曲。剛開始輕輕的抬起放下，習慣後就要認真的做上下運動。

如果不是沒有階梯的家庭，可以利用百科全書等較厚的書來進行。

一天則至少要練習十到十五次。有時間而身體狀況也不錯的話，則可以反覆練習，但疲累時絕對不可以勉強練習。

其次，四肢跪地。右手離開地面，朝正後方用力伸直。上半身隨著右手的動作扭轉。這時，左腿也要往上伸直。左右交互進行這個動作。可以同時鍛鍊背肌

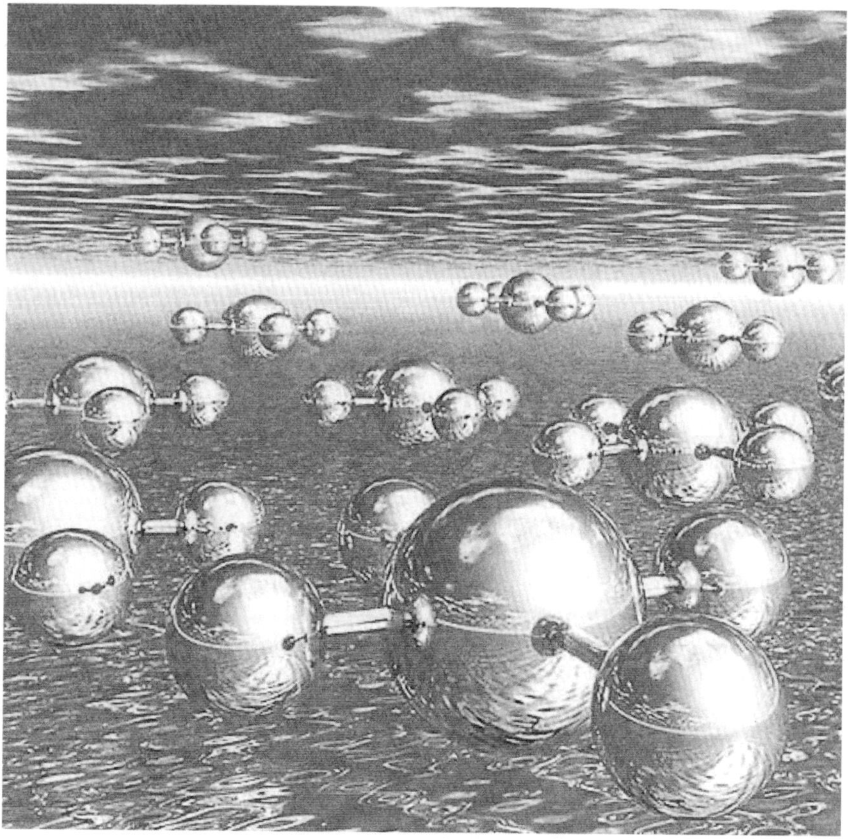

與腰部，在狹窄的場所也能夠輕鬆進行。一天至少要練習十五到二十次。

然後仰躺，膝蓋盡量彎曲。保持這個姿勢，腳底、手掌、腰貼於地面，雙臂伸直抬起腰。就像拱橋的形狀一樣，但是，做起來並不覺得痛苦。

腰部上下移動。這時重點在於要緊縮肛門。每天練習十到十五次，能夠強化括約肌。

防止早洩的肌肉放鬆法

在女性尚未達到高潮之前男性就已經射精的早洩，這是惱人的問題之一。

當然，性行為的方法上有問題，不過，從插入後到射精為止，的確需要一段時間。

在此為各位介紹防止早洩的肌肉放鬆法。

勃起是末梢神經充血，海綿體狀的陰莖緊張而引起的。當出現性興奮時，下腹部、大腿、肛門周圍的肌肉非常緊張，性器充血而促進射精。

理論上而言，只要去除腰和下腹部周邊肌肉的緊張，就可以延遲射精。

進行性行為時，只要伸直跟腱，放鬆腳趾的力量，就能夠放鬆大腿和腰部肌肉的緊張，而要防止早洩，就要進行如插圖所示的三種運動，每天持續做更有效。

①仰躺，腰部上下移動，抬起時腹部用力。

②四肢跪地，如圖所示，腳伸直時腹部用力。

③左手碰觸右腳的小腿肚，左右交互進行。

任何一個運動都必須持續三個月。

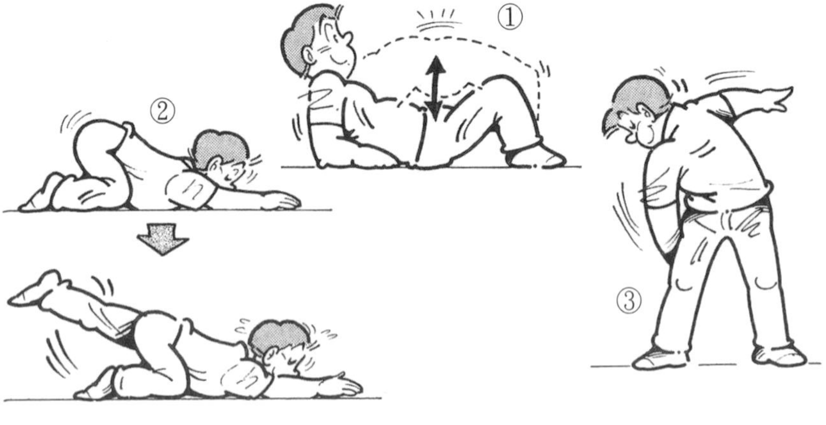

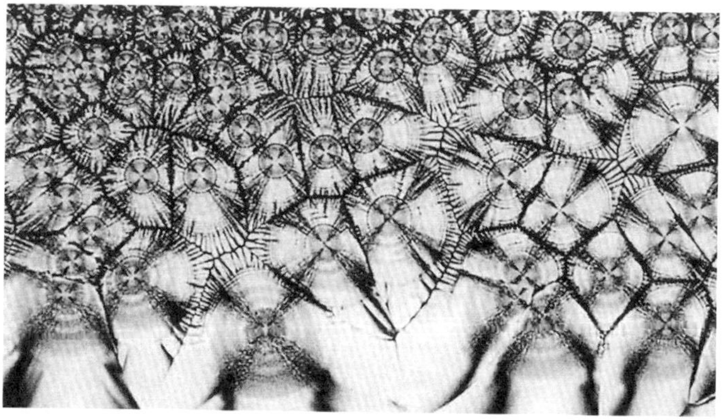

夫妻互助合作解決不感症的問題

女性為自己的不感症而感到困擾，而伴侶也覺得自己有責任，結果導致夫妻感情不睦。

不感症是，雖然有想要進行性行為的慾望，但是，卻沒有性感覺。而完全感覺不到性慾或性感覺的，則稱為「冷感症」。最近不感症和冷感症都被納入「性障礙」中。

性障礙有很多要因，主要是因為人際關係不佳造成壓力而引起這種症狀。其次就是幼兒期的體驗，可能心靈受到創傷而造成這種症狀。

而罹患歇斯底里或憂鬱症等精神方面的疾病或糖尿病、酒精或藥物中毒及伴侶幼稚的性行為，都會造成這種情況發生。

因為伴侶幼稚的性行為或是性知識而造成的例子，屢見不鮮。

所以，夫妻要解決不感症的問題，首先伴侶要一起學習性方面的知識，互相了解。

亦即要擁有成熟大人的性教育知識，和伴侶一起學習生理學，接受基本的性教育。

攝取營養輔助食品維他命E提高性能力

服用強精劑或吃動物的陰莖、睪丸，真的能夠提高性能力嗎？很遺憾的是，這些作法都無法增強性能力。

性能力是由腦、神經、血管、荷爾蒙、肌肉這五大要素所構成。攝取能夠增強這些要素的食品才能增強性能力。

根據調查顯示，維他命E有效。某個醫院對於性腺功能衰退的患者投與維他命E，結果得到比投與荷爾蒙劑更好的效果。

因為缺乏維他命E，卵巢的功能和形成精子的功能會出現毛病。投與維他命E後，這些毛病消失，就能產生良好的結果。

例如，無法順利製造出精子的男性，投與維他命E後，精液中的精子運動就變得更為活絡了。

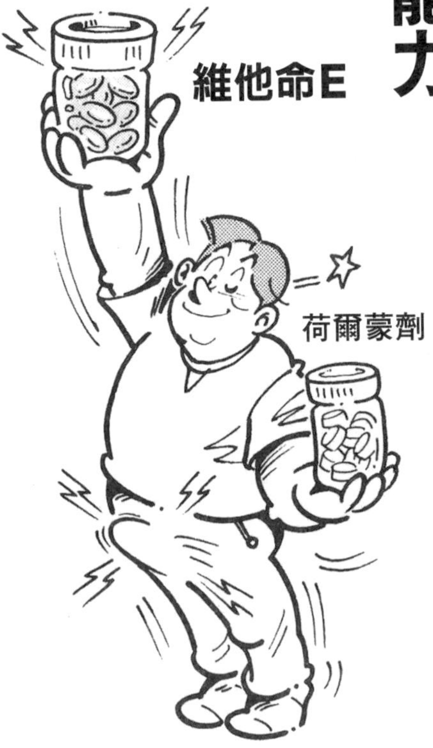

如果抱持著感覺活力湧現的積極想法，精神得到穩定，那麼，吃動物的陰莖或睪丸也許會產生效果。

喝酒和吃辣味下酒菜可提高勃起力

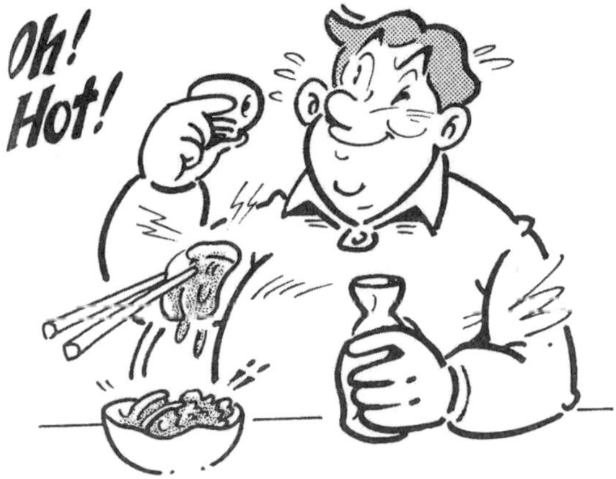

治療中高年齡層勃起障礙的方法，包括物理療法、藥物療法、心理療法等。

有些人會排斥這些療法，這時不妨採用以下的療法。

那就是，喝酒和吃辣味的下酒菜。在家中就可以辦到，也可以請經常光顧的酒館老闆為你做這些菜。

大家都知道酒具有「提高勃起力」的效果。喝下酒精度數愈高的酒之後，臉越會發燙發紅，這是因為酒的強力刺激傳遞到食道或胃，使得副交感神經反射性的興奮所造成的。當副交感神經興奮時，末梢血管神經血管擴張。陰莖的血管也擴張，血液容易流入陰莖。

若同時搭配辣味下酒菜，就更會刺激胃和食道，使副交感神經更為興奮。

總之，喝酒容易性興奮，這是因為副交感神經的刺激所造成的。

以專業的知識來看，胃或食道黏膜因為強烈的刺激而興奮，這種興奮從稱為迷走神經的副交感神經傳遞到勃起神經而造成勃起。

那麼，不能喝酒的人又該怎麼做呢？方法是用手指輕輕按壓連接肚臍和胸骨下方垂直線的正中央處，藉此就能得到與喝酒時同樣的效果，因為在這裡有能夠反射性的刺激性感的穴道。

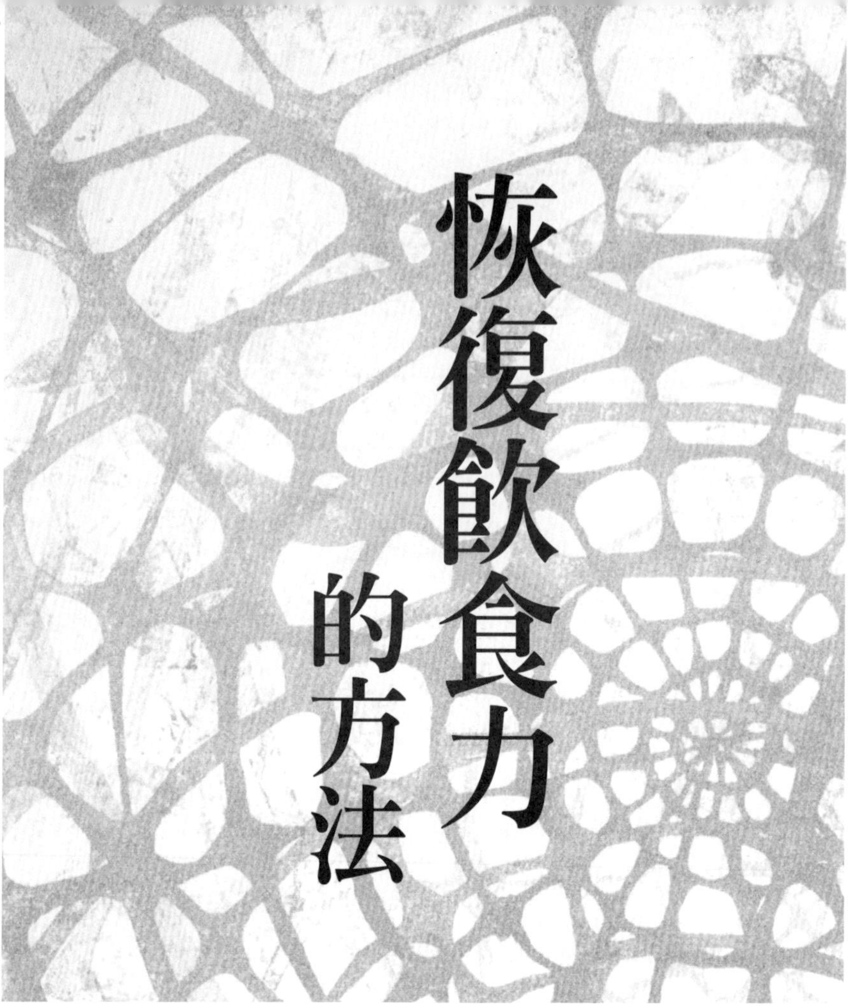

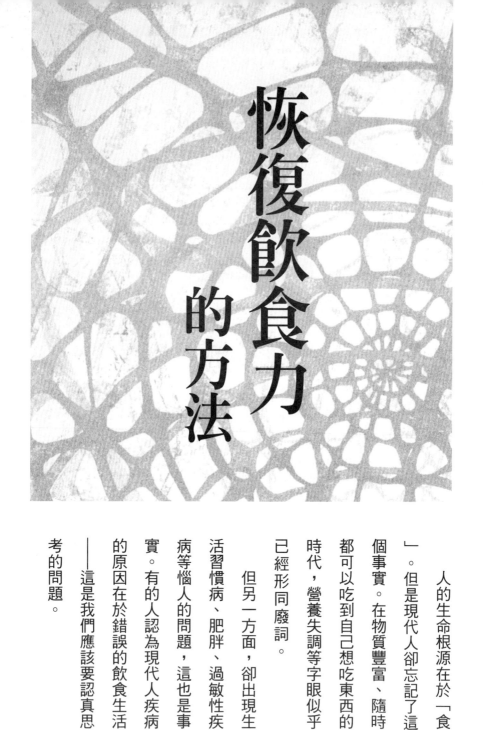

恢復飲食力的方法

人的生命根源在於「食」。但是現代人卻忘記了這個事實。在物質豐富、隨時都可以吃到自己想吃東西的時代，營養失調等字眼似乎已經形同廢詞。

但另一方面，卻出現生活習慣病、肥胖、過敏性疾病等惱人的問題，這也是事實。有的人認為現代人疾病的原因在於錯誤的飲食生活——這是我們應該要認真思考的問題。

很多人都無法壽終正寢

不遇到疾病或意外事故，人可以活到一百二十歲，姑且不論這個說法的真實性。但是，看看我們的周遭，能夠壽終正寢的人的確很少，幾乎都是因為罹患疾病而死亡。

眾所皆知的三大疾病就是癌症、心臟病、腦中風。想要活得更為健康、長壽，就要克服這些疾病。很少有人突然發病而死亡，通常都是因為罹患慢性疾病而引起其他疾病，使得症狀惡化。

所以，要盡早找出解決之道。

在預防疾病上，最重要的基本項目就是平常的飲食生活。錯誤的飲食生活會加速老化、縮短壽命，但是，卻很少有人注意到其重要性，即使注意到，也怠忽這個問題。

我想，能夠立刻回答昨晚吃了哪些東西的人應該不多。

這就表示在攝取飲食上沒有用心，可能一邊工作或看電視一邊吃東西。持續這樣的飲食方式，當然會對胃造成極大的負擔。

關於食材方面，農藥或食品添加物等化學物質都有問題。有些化學物質停留在體內會致癌。

而關於食物污染方面，這已經是超出個人能夠努力的範疇了，不過消費者仍然應該慎選食材，花點工夫遠離被污染的食物。

克服壓力的飲食生活

具有鎮定作用的鈣

工作或人際關係的問題，使現代人處於容易承受壓力的環境中。人一旦承受壓力，下垂體受到刺激，腎上腺皮質激素的分泌量會增加。同時，維他命C和蛋白質會被消耗掉，所以，平常就要多攝取這些物質。

此外，鈣質是對抗壓力不可或缺的營養素之一。體內的鈣質幾乎都存在於牙齒和骨骼中，也有一些溶入血液中，血中的鈣濃度降低，就會使人興奮或焦躁。相反的，濃度較高就會抑制興奮，因此，經常感覺到壓力的人要多攝取鈣質。

不吃早餐無法克服壓力

很多人因為沒有時間、沒有食慾等理由而不吃早餐。但是，就算午餐、晚餐吃得較多，還是會缺乏維他命和礦物質。因為這些物質不可能蓄積在體內，所以，要好好的吃三餐，才能保持均衡的營養，克服壓力。

空腹時承受壓力，則胃收縮會使胃液的分泌提高，成為胃潰瘍或十二指腸潰瘍的原因，所以，絕對要戒除不吃早餐的飲食習慣。

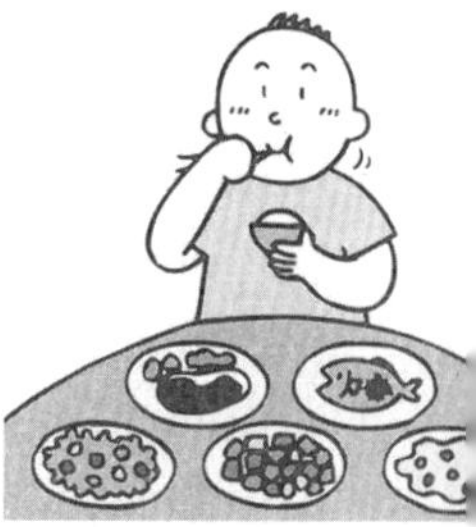

早餐可以防止腦老化

要防止腦老化，那麼，早餐是不可或缺的。

腦的營養是葡萄糖。一天所需要的量為一百二十公克。葡萄糖存在於米、麵包、砂糖、水果中，飯後約四小時會被吸收掉。然後，儲藏在肝臟內的肝糖轉換為葡萄糖供應腦，但是，肝臟只能儲藏十二小時份的肝糖。

亦即飯後過了十六小時，燃料就完全消耗殆盡。就算好好的吃晚餐，但是，若不吃早餐，那麼，在上午腦就會陷入能量不足的狀態。不但無法發揮作用，還會加速老化。要活化腦及克服平常的壓力，則早餐非常重要。

【利用茶克服壓力】

茶中所含的咖啡因與維他命C

（浸泡液100cc中）

種類	咖啡因(%)	維他命C(mg)
玉露	0.16	10
煎茶	0.02	4
烤茶	0.02	∅
粗茶	0.01	20
紅茶	0.05	∅
咖啡	0.04	0

（根據日本食品成分表製作而成。∅是微量）

吃東西要細嚼慢嚥，充分品嚐

柔軟、重口味的食物到處蔓延

食物一定要充分咀嚼。和以前相比，不需要咀嚼就可吞下的食物增多了。亦即柔軟、重口味的食物增加了。

速食店或餐廳都強調「柔軟度」。換言之，「柔軟多汁」是現代人評價食物的標準。

「多汁」再加上「柔軟度」的風潮，會對腦造成不好的影響。的確，柔軟、重口味的食物比較好吃，不需要充分咀嚼就能吞嚥。

但是，沒有細嚼慢嚥，就無法產生充分的唾液。

唾液的重要性

身體透過飲食攝取葡萄糖，葡萄糖會生成FCG或CCK。

這些物質會刺激腦的海馬，而使其活化，唾液具有促進CCK生成的作用。

因此，沒有細嚼慢嚥，就會抑制腦的活化。換言之，充分咀嚼能夠刺激腦，活化其功能，使人腦發達。

細嚼慢嚥還有一個優點，就是可以防止吃得過多。吃太多會導致肥胖，一旦肥胖，不光是身體，也會影響到腦。細嚼慢

【細嚼慢嚥能活化腦】

檢查飲食生活

速食品、即溶食品	缺乏維他命或礦物質。熱量較高。最好加入蔬菜。
點心零食	無法讓腦儲藏營養素。所以每天要規律正常的吃三餐。
食物柔軟	腦必須藉著細嚼慢嚥才能活化。因此要養成吃較硬食物的習慣。

飲食中要加入富於嚼勁的食物，平常就要養成細嚼慢嚥的習慣。 ⇨ **腦的活化**

嚥，遵守吃八分飽的原則，是使腦健康的基本方法。

要養成細嚼慢嚥的習慣，好好品嚐口味清淡食物的美味。

有的人認為攝取營養輔助食品，腦就不會有問題。但是，營養輔助食品只是輔助食品，要保持腦的健康，還是需要攝取真正的食物。

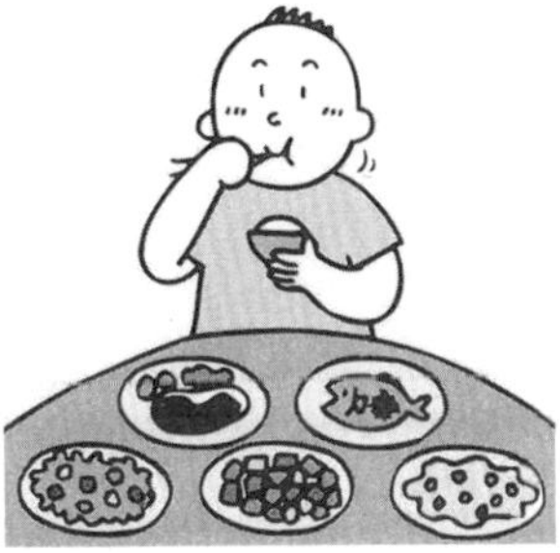

日式食品的建議

飯和麵包的不同

飯（白米）和麵包到底何者對身體較好呢？比較其營養成分，並沒有很大的差異。都是以醣類為主，其次是蛋白質。同時，還含有微量的脂質、維他命、礦物質等。

若把副食也納入，那麼當然是飯佔優勢。飯本身沒有味道，也沒有人只吃飯。會搭配魚、肉、蔬菜等副菜，這樣才是營養均衡的飲食。

麵包不需要副菜就能吃，容易缺乏營養素。即使搭配副菜，也是牛乳或蛋等動物性食品，容易導致脂肪攝取過多。

現在美國也注意到日式食品的低熱量而掀起日式食品旋風，我們也應該回到原點，重新評估日式食品的優點。

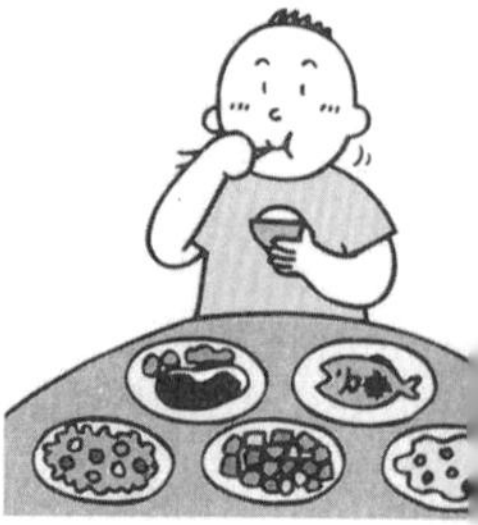

日式食品的基本為糙米食

主食方面，對身體最好的就是糙米，可以煮成飯或粥。只吃白米的人可以嘗試胚芽米，吃起來的感覺和白米一樣。

此外，日式食品的主菜和副菜其量各佔一半。但是，副菜種類很多，盡量使用多種食材。

標準是一天三餐，吃三十種以上的食

物。湯中要放入當令季節的蔬菜。

早餐的菜單如下所示。接著為各位介紹日式的午餐及晚餐。

午餐基本例

- 蕎麥麵
- 鮪魚蓋飯（也可以加入納豆或蛋）
- 鰻魚蓋飯（偶爾吃）

晚餐基本例

- 米（糙米最好）
- 醋漬貝類
- 味噌湯
- 烤魚（沙丁魚、鯖魚、秋刀魚等青色魚較好。搭配白蘿蔔泥）
- 煮南瓜等（金平牛蒡也不錯）

【日式早餐菜單基本例】

◆飯（糙米最好）

◆味噌湯（用小魚乾熬高湯。小魚乾也可以吃。可以放入豆腐和黃豆芽等菜碼）

◆納豆（加入蛋）

◆煮羊栖菜

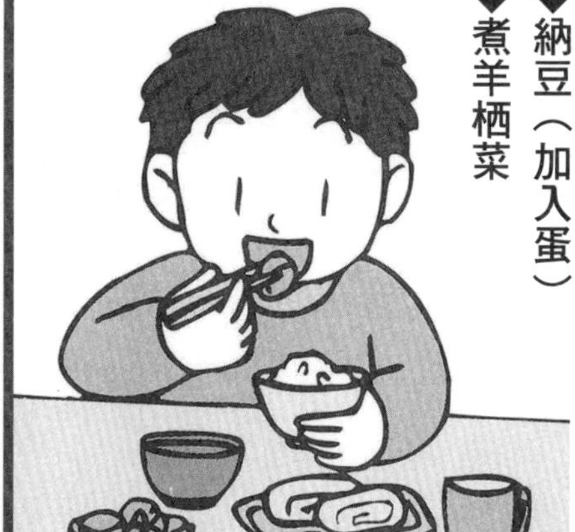

紅葡萄酒是百藥之長

紅葡萄酒的多酚能夠預防動脈硬化

葡萄酒有白葡萄酒、紅葡萄酒以及玫瑰紅酒，製造方法各自不同。

紅葡萄酒沒有去皮和籽，是將整顆葡萄發酵製作而成。最近發現其具有非常棒的藥效成分多酚，這是大量存在於葡萄皮和種籽中的丹寧、兒茶素、花色苷等成分和色素的總稱。

紅葡萄酒中含有十多種，總量為綠茶的四倍，白葡萄酒、玫瑰紅酒的十倍。

多酚能夠抑制引起動脈硬化的活性氧的活動。

體內的活性氧會使壞膽固醇氧化，危害身體，但是，多酚在活性氧與壞膽固醇結合之前就會抑制雙方的活動，因此，能夠有效的預防動脈硬化。

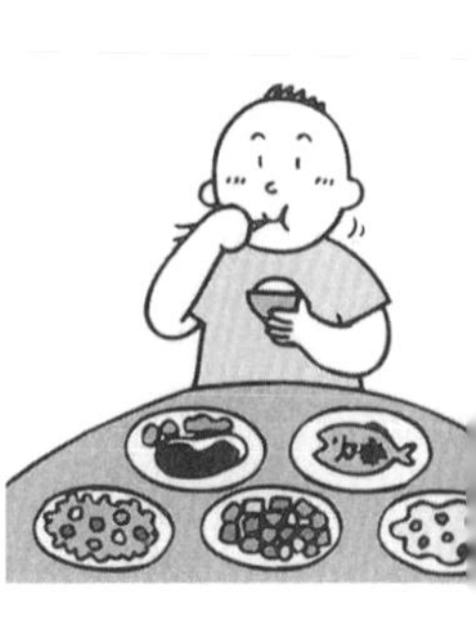

葡萄酒的產地法國，其居民攝取非常多的動物性脂肪。儘管如此，動脈硬化等所引起的心臟病卻非常少見，這是因為法國人每人每年大量消耗葡萄酒的緣故。

以日本山梨縣勝沼町的居民為對象進行調查，發現每天喝葡萄酒的人比不喝的人更不容易罹患動脈硬化。

由此可知，紅葡萄酒能夠有效的抑制動脈硬化，但是，不可攝取過量。一天約

【酒的熱量】

（100g中）

清酒	威士忌	啤酒	紅葡萄酒	白葡萄酒、玫瑰紅酒
113Kcal ↓ 23Kcal	250Kcal ↓ 0 Kcal	39Kcal ↓ 14Kcal	73Kcal ↓ 9 Kcal	75Kcal ↓ 11Kcal

（箭頭下方的數值是殘留在體內的熱量）

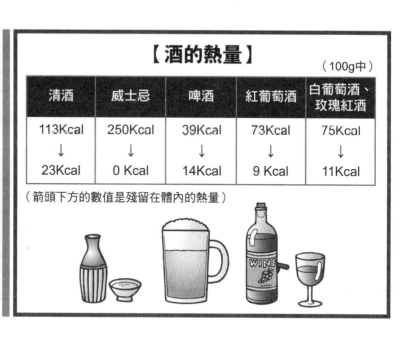

喝二杯左右。完全不喝酒的人，可以經由葡萄、葡萄汁攝取到多酚。

不過，搭配酒精可以增強多酚的吸收力，因此，可以使用紅葡萄酒來做菜。即使加熱，紅葡萄酒中的多酚含量也不會出現變化。

白葡萄酒具有強大的殺菌力

根據實驗證明，不光是紅葡萄酒，白葡萄酒也具有很好的功效。使用大腸菌和引起食物中毒的沙門氏菌做實驗，發現白葡萄酒具有強大的殺菌力。

白葡萄酒中含有大量的有機酸，酸性度較高，所以，具有強大的殺菌力。在容易發生中毒的梅雨季節和夏天，要多飲用白葡萄酒。

維持腦的健康

強化腦部血管，防止老化

要強化腦部血管，使其保持彈性，不可或缺的就是膠原蛋白這種蛋白質。

此外，膠原蛋白也具有將營養送達腦中的腦膜、腦血管、腦神經細胞的作用。

膠原蛋白大量存在於體內的結締組織中以及動物的皮和骨中。雞翅、牛筋、魚翅中的含量都非常豐富。

膠原蛋白具有能溶於水的性質。熬煮這些食材時，連煮汁也要一併攝取。煮魚凍時，膠質凝固的部分就是膠原蛋白。

不光是膠原蛋白，高齡者蛋白質攝取量減少，血管容易斷裂。為了防止發生這種情況，最好多吃含有豐富蛋白質的蝦、花枝、小白魚乾等。

此外，腰果或杏仁等都是能夠強化末梢血管的食材。

沙丁魚、鯖魚、秋刀魚中所含的EPA，可以有效的防止血管老化。而含有抗氧化成分β胡蘿蔔素的茼蒿、南瓜、胡蘿蔔等深色蔬菜，以及含有芝麻醇的芝麻等都有效。

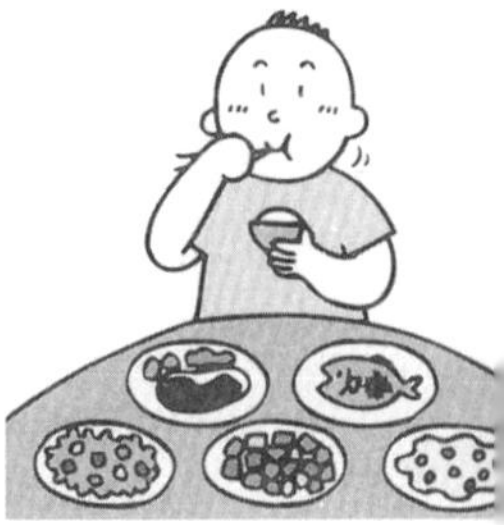

使血液清爽防止動脈硬化

沙丁魚、鯖魚、秋刀魚等青色魚中含

有很多的DHA。DHA與EPA都能夠減少血中膽固醇，使血液清爽，預防動脈硬化。

含有很多油酸的橄欖油、堅果類、牛肉、大豆蛋白質，以及亞油酸含量豐富的大豆食品等都有效。

經常攝取這些食材，再加上含有較多食物纖維的蒟蒻、香菇、蘋果、番茄等，就更能提升效果了。

而降血壓的食材，則包括含有豐富降血壓礦物質的香蕉、牛蒡、蓮藕等。

【使腦活化的食品】

增強記憶力	DHA	沙丁魚、鰻魚、鯖魚、秋刀魚等青色魚。茼蒿、白蘿蔔、白菜等
活化腦功能	維他命C、E	（維他命C）奇異果、柿子、紅椒、甘藷（維他命E）南瓜、韭菜
給予營養	蛋白質	蛋、牛乳
給予腦部氧	鈣質	小魚、小魚乾、羊栖菜、蝦米、乾燥海產
腦的集中力	維他命B_1、鐵質	（維他命B_1）豬肉、蠶豆、青豆、毛豆、花椰菜等（鐵質）肝臟、鮪魚等紅肉魚、小油菜等青菜類

利用嗜好品的方法

任何酒的主要成分都是乙醇

清酒是釀造酒，威士忌或燒酒是蒸餾酒，所以，有人說後者不會宿醉，但這是無稽之談，不論是哪一種酒，主要成分都是乙醇，因此，對於身體的影響幾乎沒有差別。

不過，紅葡萄酒中含有抗氧化物質多酚，能夠防止體內氧化，同時有效的預防癌症及動脈硬化。

但是，和其他的酒一樣，飲用過度會造成肝臟的負擔，危害身體。

吸菸的人要多攝取維他命C

菸會致癌。癌是指因為突變而產生的癌細胞增殖，侵襲其他正常細胞的疾病。

人體的細胞內具有抑制癌細胞發生的基因，但是，因為某種原因，這個基因無法正常發揮功能時就會發病。

事實上，吸菸可能會損傷這種抑制癌細胞的基因，因此，傳媒不斷的宣導菸的致癌性。

老菸槍並不是無藥可救，只要多攝取維他命C即可。維他命C具有制癌作用，

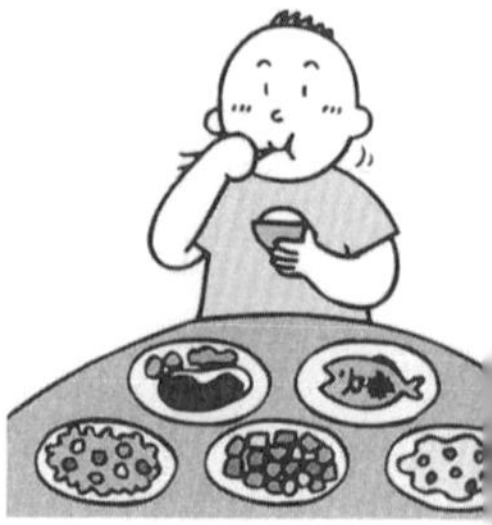

【酒量與酒醉的關係】

	酒 量	酒醉狀態
爽快狀態	清酒／1合（180 cc）、啤酒（大瓶）／1瓶、威士忌（單份）／2杯	心情愉快、臉發紅、開朗、判斷力減弱
微醺狀態	清酒／1～2合、啤酒（大瓶）／1～2瓶、威士忌（單份）／2～5杯	手拼命的活動、無法控制自己、體溫上升、脈搏跳動加快
酩酊狀態	清酒／5合、啤酒（大瓶）／3瓶、威士忌（雙份）／5杯	反覆說相同的事情、呼吸急促、出現噁心或嘔吐
爛醉狀態	清酒／7合~1升、啤酒（大瓶）／9~10瓶、威士忌（瓶）／1瓶	走路不穩、意識不清、話也說不清楚
昏睡狀態	清酒／1升以上、啤酒（大瓶）／10瓶以上、威士忌（單份）／1瓶以上	叫不醒、尿失禁、呼吸緩慢深沈

所以，要多吃水果和營養輔助食品，充分補充他命C。

咖啡一天只能喝二～三杯

咖啡中含有咖啡因，是胃或十二指腸潰瘍的原因，不過真偽難辨。因為不只是咖啡，綠茶或紅茶中也有咖啡因。

潰瘍的原因來自於咖啡的苦味成分綠原酸，但是，這個說法並沒有被證實。

雖說原因不明，但還是不可攝取過多的咖啡因，因為的確會刺激胃，導致胃酸過剩分泌。一天只能喝二到三杯。

維他命是身體的潤滑油

脂溶性維他命與水溶性維他命

碳水化合物、蛋白質、脂質所需要的量較多，所以稱為「三大營養素」。這些營養素轉換為熱量時，能夠幫助各種化學反應進行的物質就是維他命。

維他命包括脂溶性維他命和水溶性維他命。前者是維他命A、維他命D、維他命E、維他命K，後者是維他命B群、維他命C。

脂溶性維他命具有能夠溶於油脂中的性質。如果不和油一併攝取，在體內就無法被吸收。而攝取超出必要量時，會蓄積在體內，這也是脂溶性維他命的特徵。

水溶性維他命則是能溶於水，不能溶於油脂，攝取到體內時，尤其是維他命B群，具有互助合作的性質。即使攝取再多的水溶性維他命，多餘的部分也會被排泄掉，不會殘留在體內，而攝取太少時就會缺乏。

維他命有脂溶性和水溶性之分，這就像水和油具有完全相反的性質一樣，要特別注意。

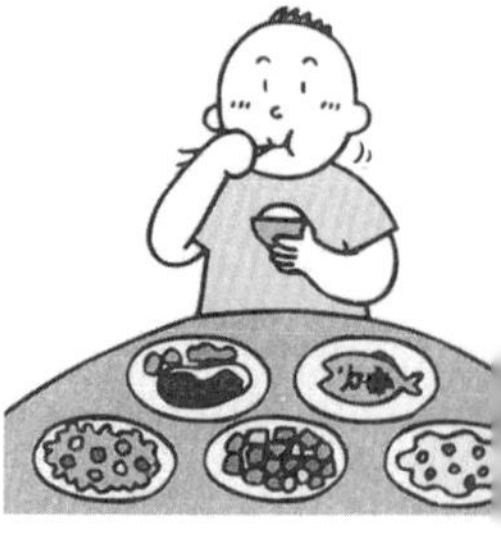

各種維他命的作用以及高明的攝取法

維他命A是保護眼睛不可或缺的營養素。極度缺乏會引起夜盲症等。維他命A的代表是β胡蘿蔔素，攝取時必須用油來烹調深色蔬菜。

維他命D則是製造骨骼的鈣質和磷的代謝不可或缺的維他命，一旦缺乏會引發骨軟化症。植物中香菇類含量豐富。

維他命E具有消除體內製造熱量時所產生的「活性氧」的作用。活性氧是加速老化的最重要因子，因此，維他命E有「防止老化的維他命」之稱，在植物油中含量豐富。

維他命K則是血液凝固因子合成時不可或缺的維他命，健康的成人幾乎不會缺乏。必須注意的是嬰兒，一旦缺乏，可能會引發「嬰兒維他命K缺乏性出血症」。

維他命B群共有八種，共同存在於米糠、酵母、肝臟中。在體內具有輔酶的作用，成為酵素的一部分。

維他命C（抗壞血酸），是製造膠原蛋白這種纖維狀蛋白質時不可或缺的維他命。一旦缺乏，容易引發「壞血症」。其在體內無法合成，必須經由蔬菜、水果攝取。

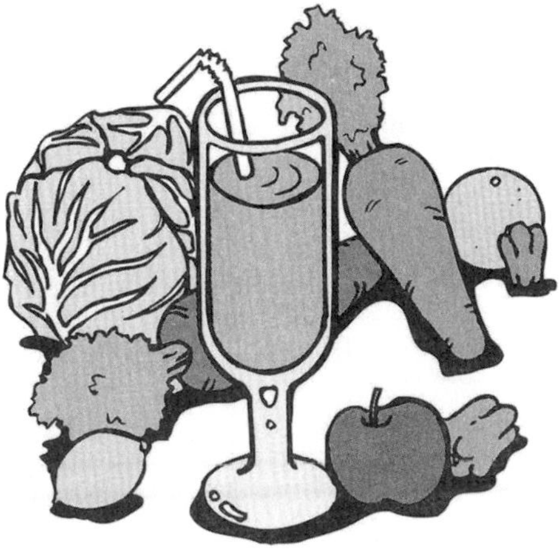

對於生活習慣病有效的營養輔助食品

營養輔助食品是為了補充平常飲食中無法攝取到的營養而使用的輔助食品。要創造健康的身體，維持身體的健康，重點就在於飲食。所以，首先要有規律正確的飲食，然後再配合身體狀況、症狀來攝取營養輔助食品。

必須仔細閱讀說明書，遵守攝取量和攝取時間、間隔等。忽略這一點，反而會造成身體的負擔，導致身體狀況不良或機能減退。正在看病的人，攝取前一定要詢問醫師。

生病或疲累時，可以利用適合的營養輔助食品。以下為各位介紹主要的種類。

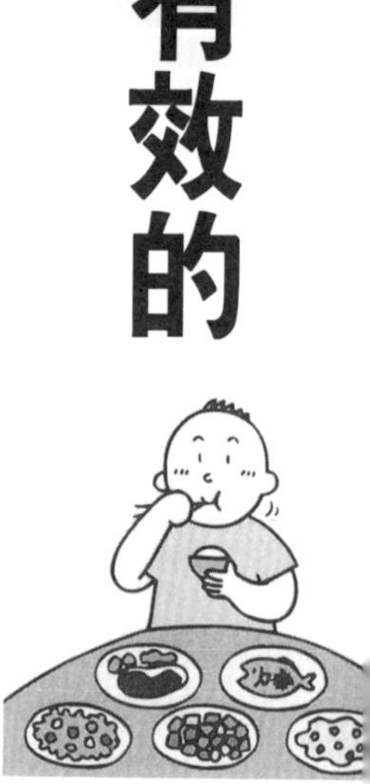

【對生活習慣病有效的營養輔助食品】

病名	營養輔助食品	作用	1天攝取量
冠狀動脈疾病、腦中風	維他命C	防止膽固醇氧化	1~3g
	維他命B6	使血管富於彈性	1錠
	菸鹼酸	增加好膽固醇	500~1000mg
	維他命E	強化血管壁	100~400IU

【對生活習慣病有效的營養輔助食品】

病名	營養輔助食品	作用	1天攝取量
癌　症	抗氧化劑	抗氧化作用	
	維他命A（綜合類胡蘿蔔素）	抑制細胞癌化	1~2錠
	脂溶性維他命C	防止癌細胞轉移	1000 mg
	維他命A	抑制、分解過氧化脂質	100~400IU
	番茄紅素	對胰臟癌、前列腺癌有效	1~2錠
	鋅	活化T細胞或NK細胞	30~50mg
	β1、3葡聚糖	強化免疫細胞	7.5mg
	MSM（甲基磺醯甲烷）	強化蛋白質構造	2000 mg
	NAC（N乙醯半胱氨酸）	強化肝臟	600~1200 mg
	N-3系脂肪酸	抑制乳癌發生	2~3g
	γ亞麻酸	抗啟動作用	300~500mg
	α硫辛酸	抑制癌症發生	100~200mg

【營養輔助食品對於這些症狀有效】

病名	營養輔助食品	作用	1天攝取量
增強精力	維他命E	生成荷爾蒙	100~400IU
	洋蒺藜	增強男性荷爾蒙	1500 mg
	鋅	增強男性荷爾蒙	每餐飯後 30~50 mg
	硒	精子的材料	200~300μg
	育亨賓	擴張血管作用	5mg
適合孕婦	維他命B群	預防發生畸形	每餐飯後 1錠
	蛋白粉	攝取蛋白質	兩餐之間 20g
	MRP	補充營養	
治療宿醉、酒精中毒	維他命B群	排出酒精	1錠
	谷酰胺	抑制喝酒慾望	3~5g

【營養輔助食品對於這些症狀有效】

病名	營養輔助食品	作用	1天攝取量
老菸槍	維他命C	去除活性氧	1~1.5g
	維他命E	去除活性氧	400IU
	銀杏葉精	防止血管收縮	120~200mg
容易疲勞的人	維他命B群	排出乳酸	1~3錠
	檸檬酸	中和乳酸	5~15g
	鎂	使睡眠深沈	200~400mg
視力減退的人	維他命E	擴張血管	200IU
	銀杏葉精	擴張血管	200~300mg
	維他命A	強化黏膜	5000IU
	維他命C	抗氧化作用	每餐飯後300~500mg
	花色苷	強化視力	3錠

PART 10

STRETCH

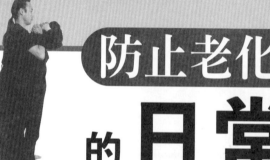

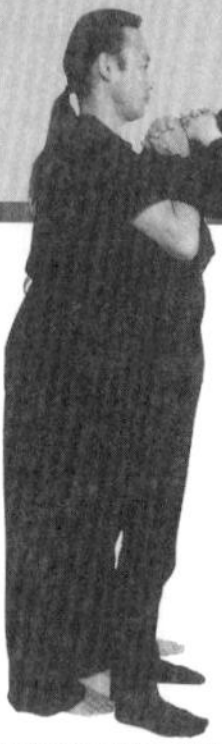

防止老化的日常伸展運動

貓經常「伸懶腰」

根據資料顯示，睡眠時間為一天的四分之一，也就是六小時，不會損傷跳躍力或身體能力。

有時候無聲無息的從高處跳躍下來或是一下子就跳到高處，到底是誰擁有如此驚人的能力呢？

那就是貓。看起來慵懶的貓。

懶洋洋的躺在那兒睡覺，似乎是很信賴飼主，完全不做任何防備動作。

難道貓是在夜晚偷偷的運動嗎？難道是在進行神秘的修行嗎？當然不是。

仔細觀察，會發現牠不斷的做「伸懶腰」的動作。

不論是剛睡醒或是開始、結束動作，都會伸懶腰。即使在睡眠中，也會一直伸懶腰。

貓並沒有進行特別的訓練，但是，卻能保持良好的體能，隨時靈活的展現動作，正是因為經常伸懶腰的緣故。

這個伸懶腰，就是上天賜予我們的自然伸展動作。只要熟悉這個動作，則不需要運動也可以得到健康。

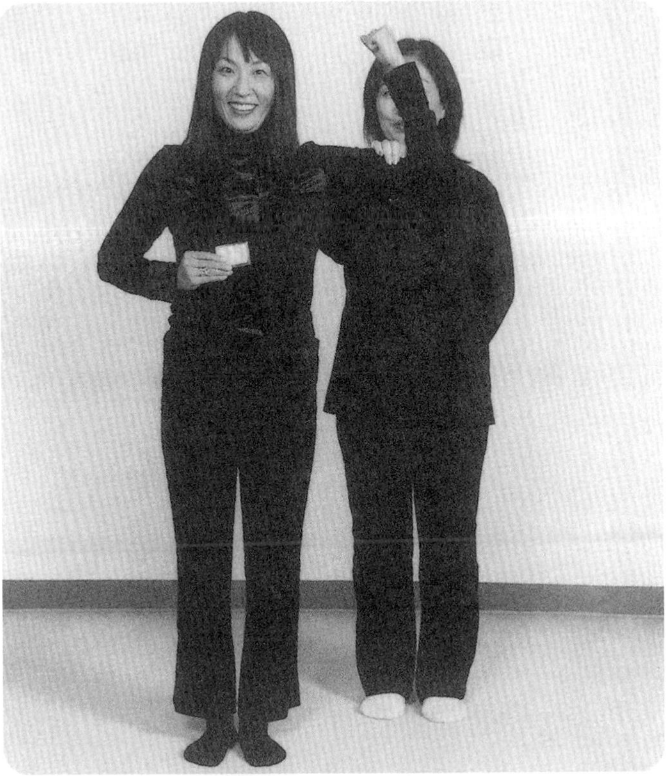

例如以手托腮看電視，
用抹布擦地板，
我們所進行的，
幾乎都是一連串左右不平衡的動作，
這種一連串的動作會導致身體偏差，
也是加速老化的要因之一。
首先要矯正這種身體的偏差。

〔指導・主編〕安田　隆〔攝影〕井上和博〔採訪〕田中愼典

矯正系列—❶

不論是誰，都會有身體歪斜的現象。而一切都從這兒開始。身體歪斜，大致可以分為以頭、頸部和肩膀為主的上半身歪斜，以及以背部、腰部和大腿為主的下半身歪斜。

只要去除歪斜，就可以減輕疾病的症狀。

歪斜是因為個人的習慣和生活所產生的，除了照顧身體之外，有時也要檢查身體的歪斜情況。

首先，要去除下半身的歪斜。

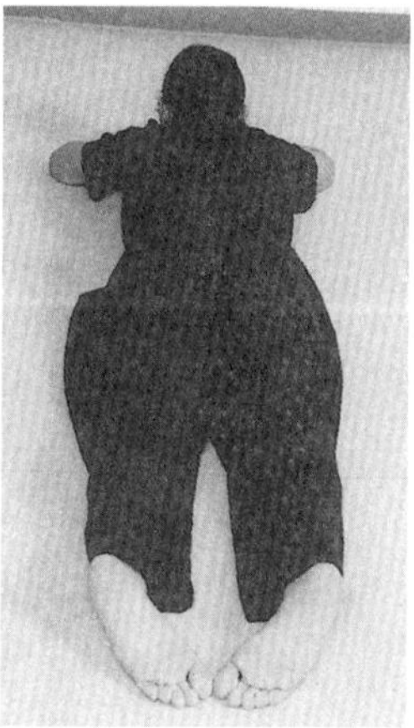

身體放鬆俯臥在地，雙手中指指尖互相碰觸，下巴置於上面。下肢也要放鬆力量，伸直。穿著衣服很難看清楚，不過會發現以骨盆為主身體出現歪斜情況。

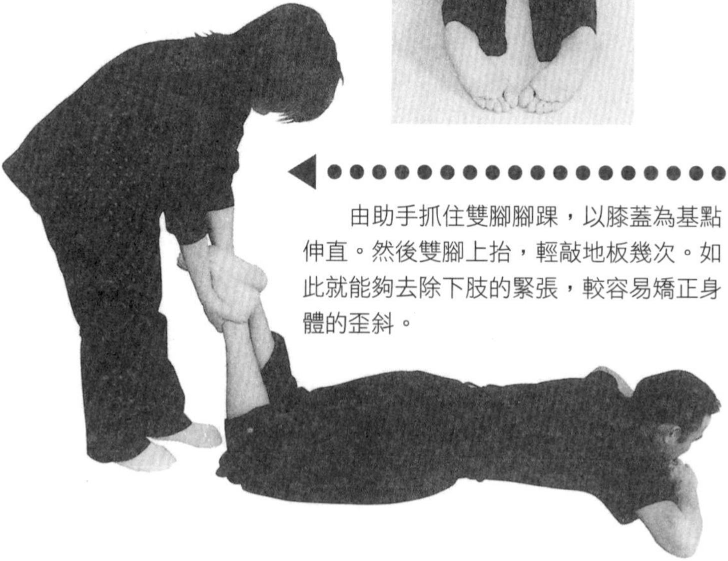

由助手抓住雙腳腳踝，以膝蓋為基點伸直。然後雙腳上抬，輕敲地板幾次。如此就能夠去除下肢的緊張，較容易矯正身體的歪斜。

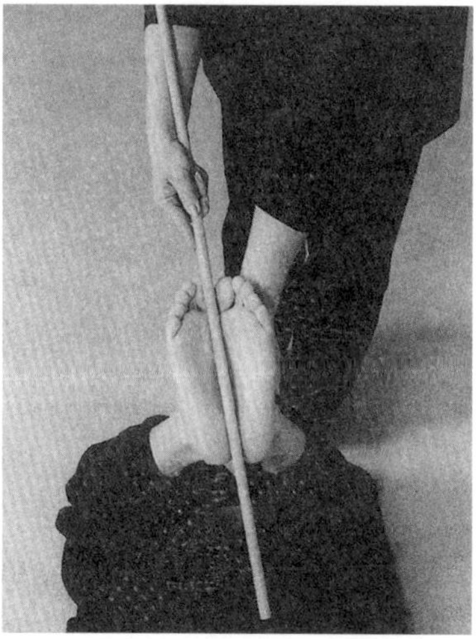

由上方看，就可以清楚的發現，對於身體的中央線而言，腳底的線條是歪斜的。

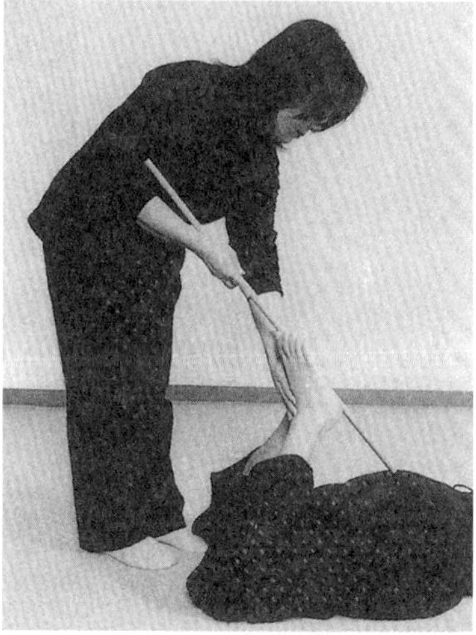

用棒子來檢查身體的歪斜程度。腳底內側貼合，棒子沿著腳底線伸向臀部。

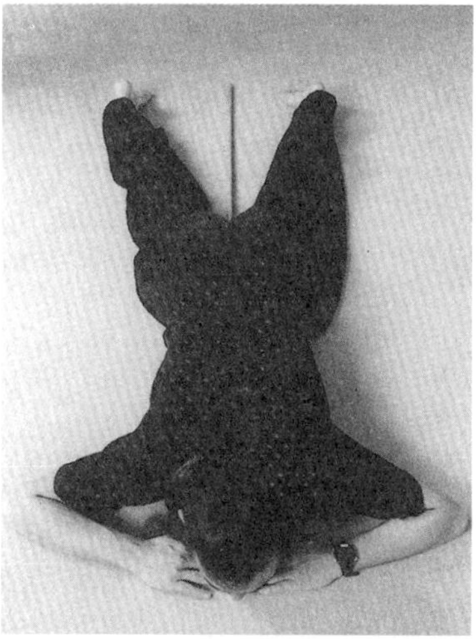

矯正後的身體狀態。左右下肢均衡的伸展。這個矯正動作既簡單又不需要花時間，要納入每天的日課中。

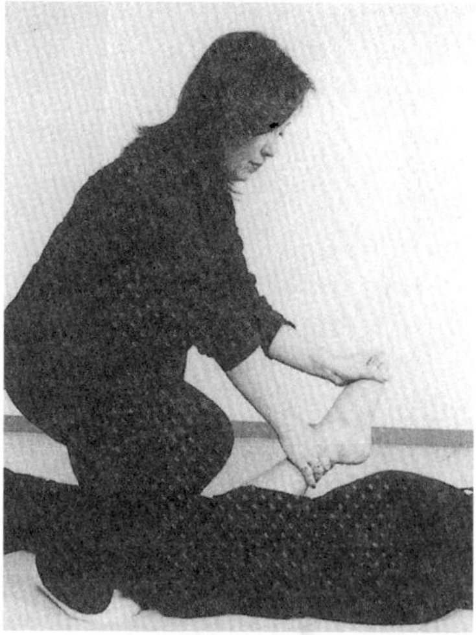

輕敲兩膝之後，單腳盡量朝向臀部彎曲。然後深呼吸三次，慢慢的由助手還原。

矯正系列—②

頸部支撐著頭部的重量。所以，頸部的前後左右都有相當的負擔。

每天承受負擔當然會造成歪斜。嚴重的人，甚至臉或肩膀歪向一邊。

去除身體歪斜後，身體狀況變好，就容易治好身體的失調和疾病。

與矯正下半身同樣的，當成早晚的日課來矯正歪斜。

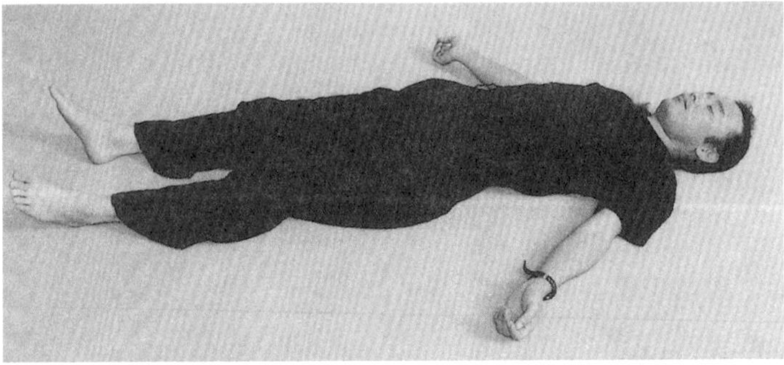

與前面所介紹的俯臥姿勢一樣，全身放鬆仰躺在地。不要在意手腳要擺在哪裡，只要躺著就好。

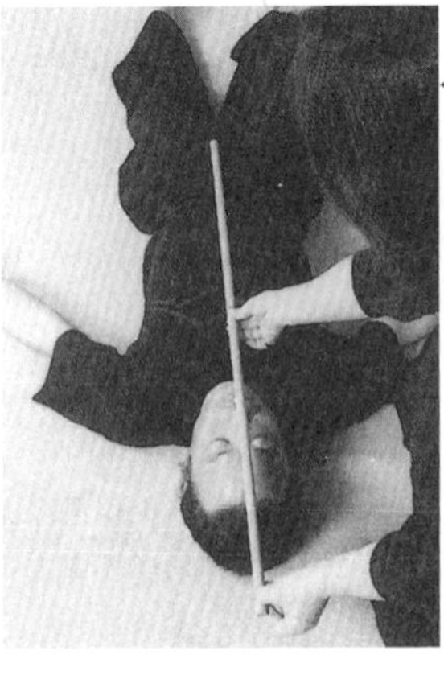

檢查上半身的歪斜。棒子的一端沿著眉間、鼻口、下巴的連線往下延伸，另一端則與肚臍對合。

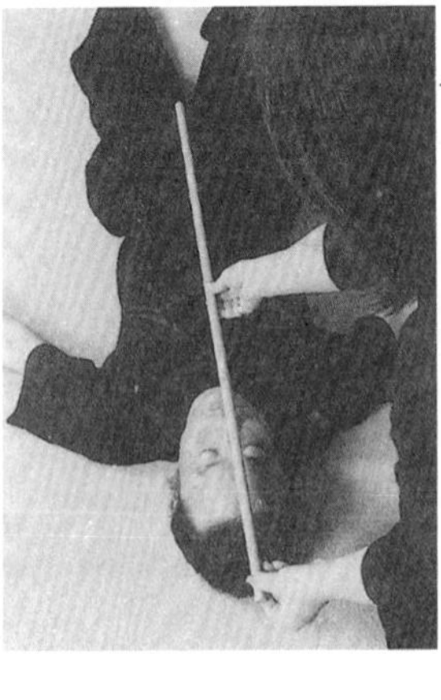

如照片所示，臉和頸部歪斜的人，棒子和身體的線條無法完全吻合。

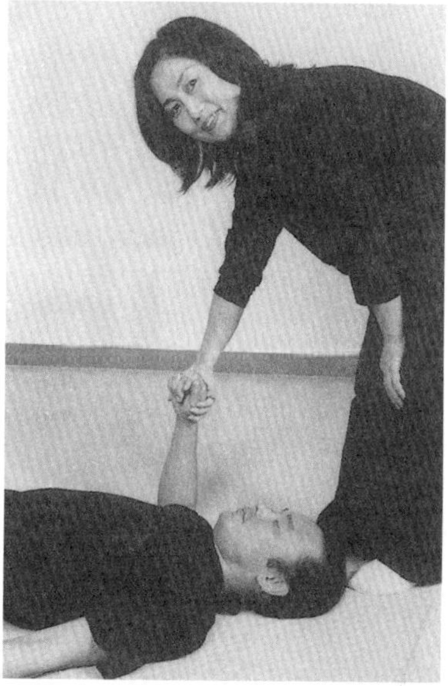

其次，手肘貼地，助手抓住一隻手的手腕，並拉向自己的腳邊。不要勉強，拉到手臂自然停止的地方為止。

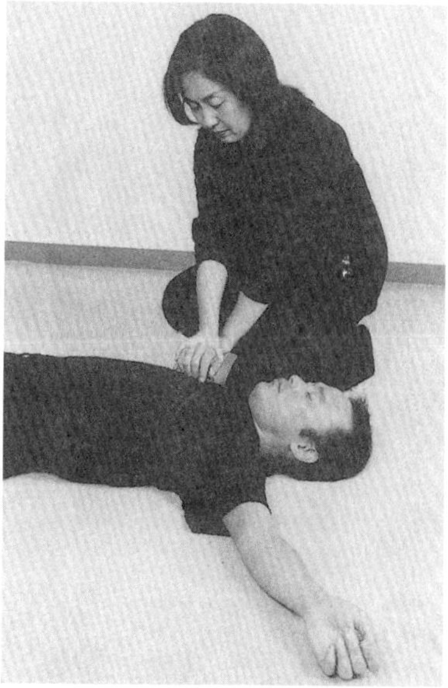

助手的雙手輕輕搭在自己肩上，藉此能夠放鬆肩膀和手臂的緊張 。

助手將一邊的手臂拉過來後，深呼吸三次。另一隻手也要做同樣的動作。如此就能如照片所示，橫向伸直的手臂左右變得平均，能夠去除頸部的歪斜。

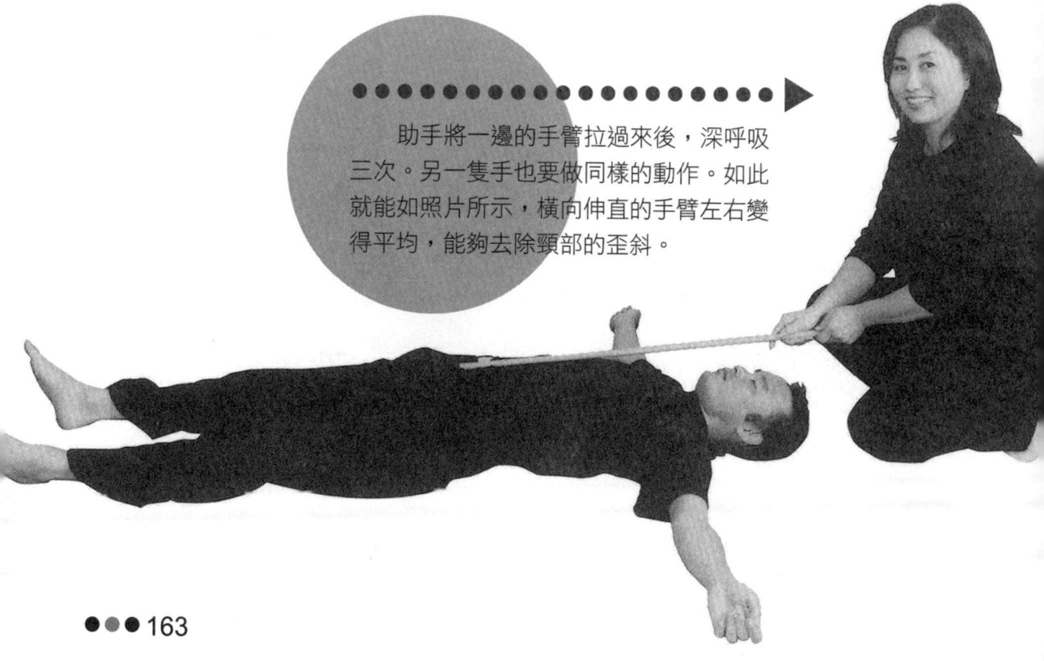

STRETCH

【矯正】系列—③

矯正身體偏差的最後三項簡單伸展運動如下。

前面已經介紹矯正上半身與下半身各部位的矯正方法，接著就到了完成篇，亦即讓整個背肌挺直的矯正伸展運動。

光是看背肌挺直的照片，就覺得似乎很有效，不過，真的有效。

完全不痛，而且頸部到背肌感覺非常舒服。

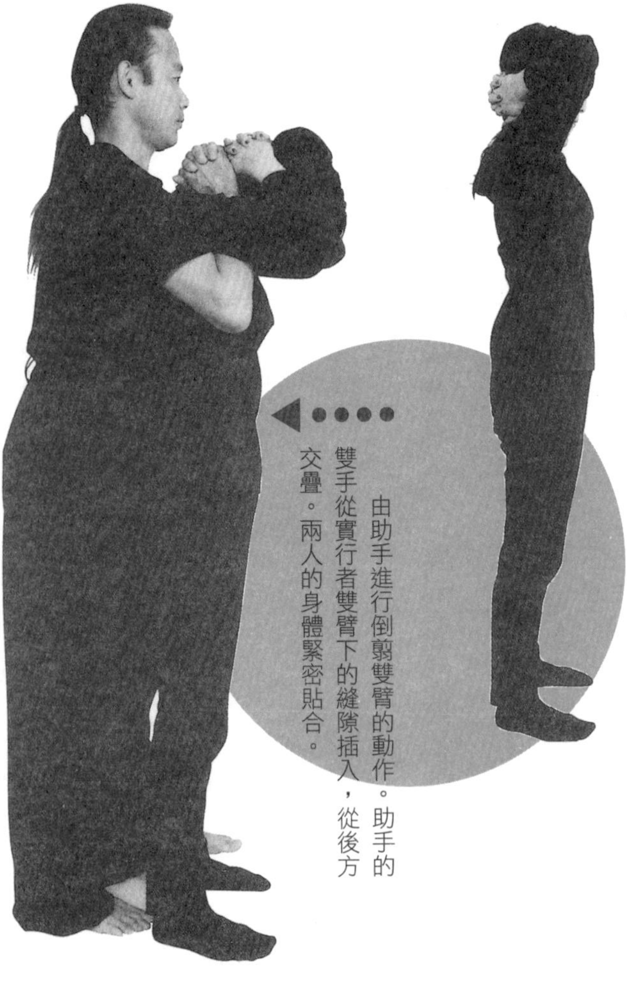

接受矯正伸展運動的人，雙腳打開不超過肩膀，雙手交疊於頭部後方。深呼吸數次，保持放鬆。

由助手進行倒翦雙臂的動作。助手的雙手從實行者雙臂下的縫隙插入，從後方交疊。兩人的身體緊密貼合。

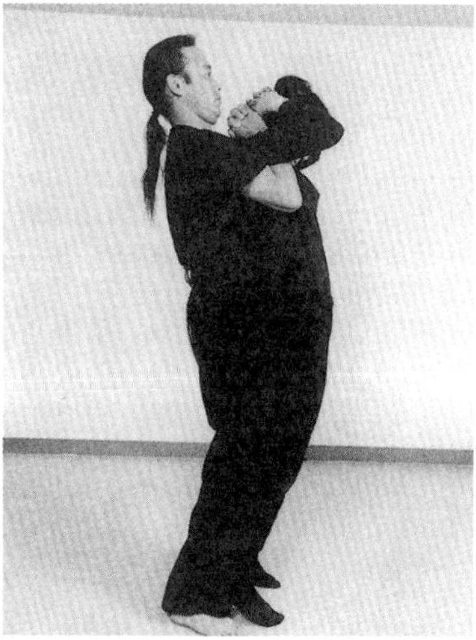

助手將實行者的身體往上抬。可以同時矯正助手的腰部和實行者的頸部。

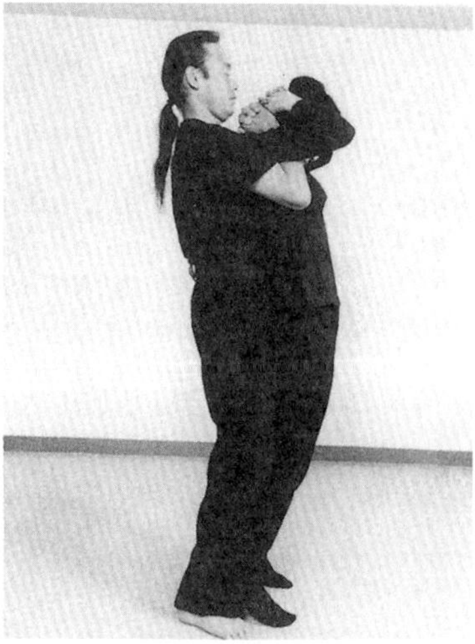

助手吆喝著「放鬆力量」，同時數「一、二、三」，將整個身體後仰。

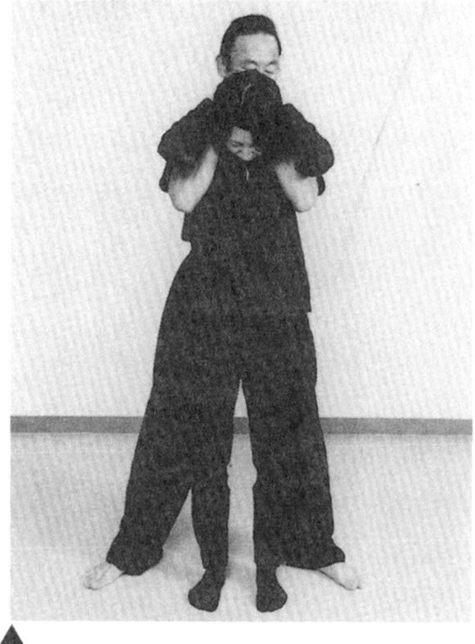

接受矯正的人在被助手倒翦雙臂時，頸部前彎，如此助手較容易後仰，而且能夠提升伸展效果。

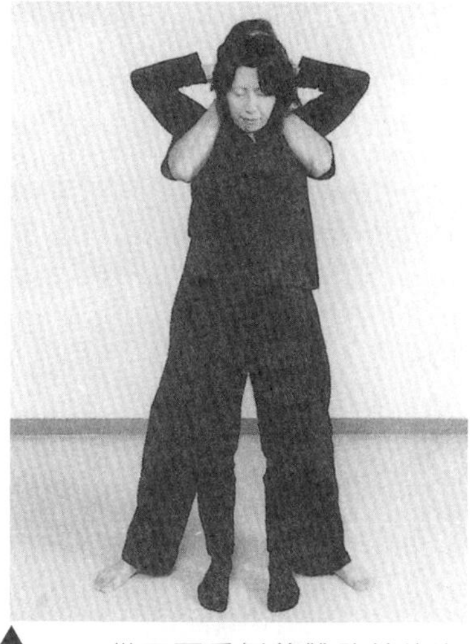

從正面看倒翦雙臂前的姿勢。助手讓前面的人往後仰，直到手臂變成水平狀為止。

【運動】系列—1

STRETCH

這兒所介紹的運動，原本是用來進行「檢查肌力」的訓練。

助手加諸於自己手臂的負荷是相同的，但是，會因當時的身體狀況、心情而產生很大的差距。

思考快樂的事情時，身體會充滿著力量，相反的，思考討厭的事情時，身體的力量就會減弱。

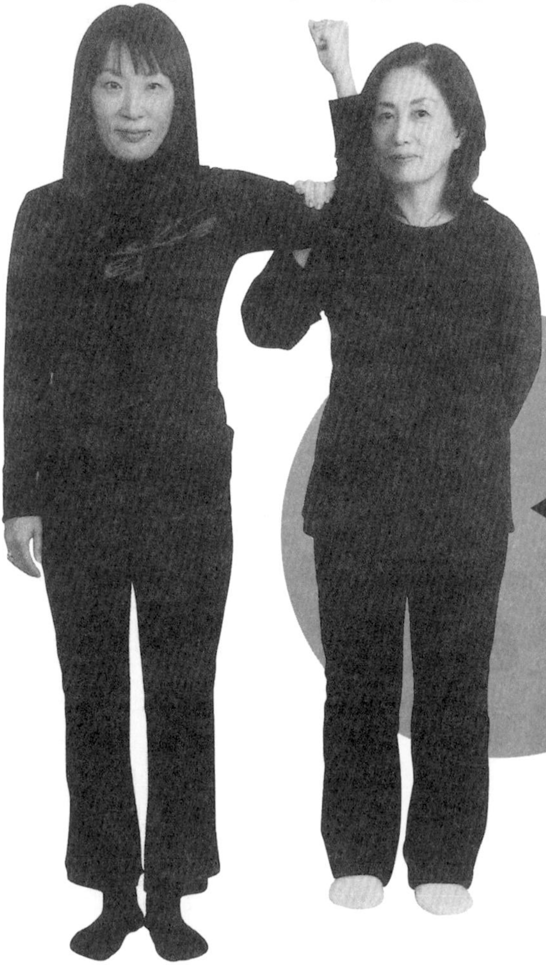

助手後退半步站立，單手置於實行者手臂彎曲的部位，好像是將體重置於其上似的，不斷的加諸重量。首先想像一些快樂的事情來承受力量，覺得如何呢？手臂不會往下垂吧！

平常胃不好的人，可以試著將手指抵住胃，診斷當天胃的情況。

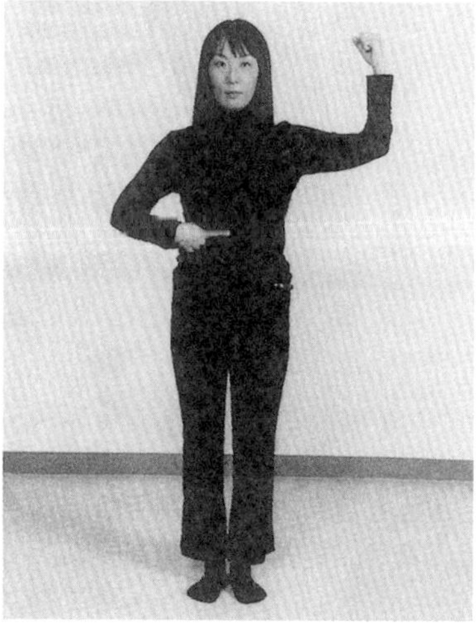

可以拿市售的胃藥和醫師所開適合自己的藥包試試看。拿著適合自己的藥時，很自然的就會展露笑容，手臂也不會下垂。

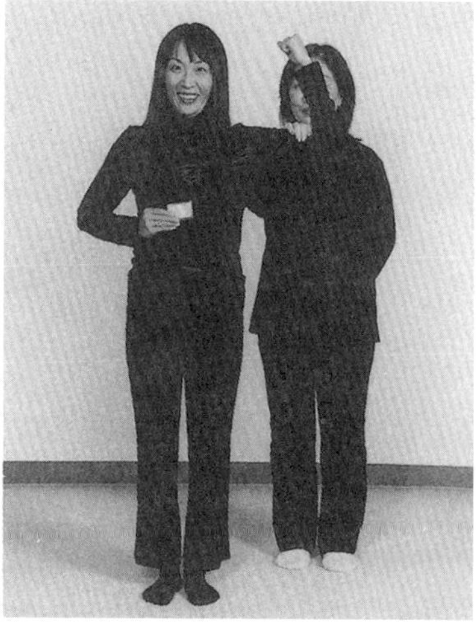

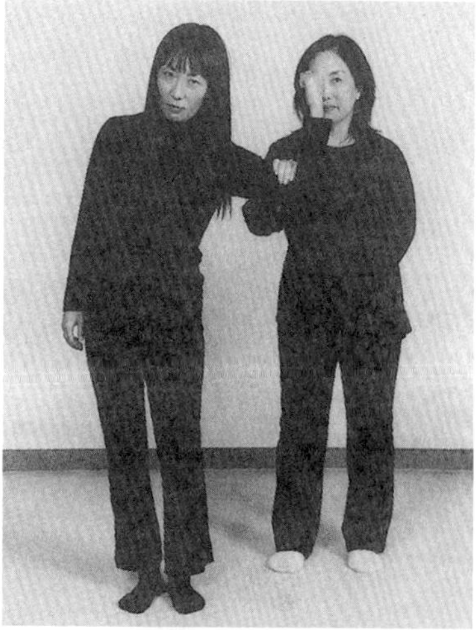

然後想像不快樂的事情。雖然承受相同的力量，但是手臂下垂。「怎麼可能會有這種事情！」也許你會感到驚訝，但事實就是如此。

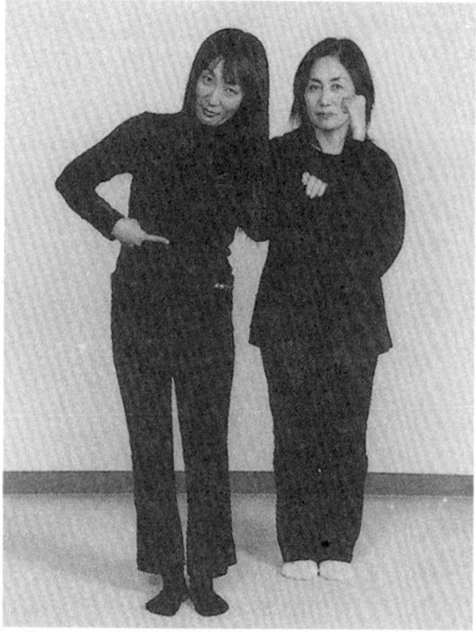

絕不服輸，自我暗示「疼痛快滾蛋」，試試看自己的力量如何。

【運動】系列—②

STRETCH

腦內物質（荷爾蒙）中有一種叫做內啡肽。這是身體在放鬆狀態下會產生的荷爾蒙，也可以算是一種恢復青春的妙藥。以下所介紹的伸展體操，可以促進內啡肽的分泌。九種伸展運動中都加入了前述貓的「伸懶腰」動作。

不論是哪一種伸展動作，都要在靜止的狀態下呼吸三次、深呼吸一次之後再呼吸一次，然後仰躺。

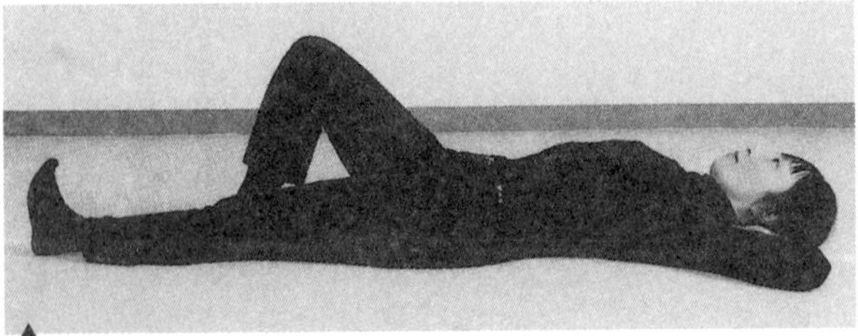

伸展腳踝／雙手交疊於頭下。單腳進行伸展，腳跟碰觸地面，好像是要刺穿地面似的往下伸展。另一隻腳屈膝。接著左右腳交換動作。

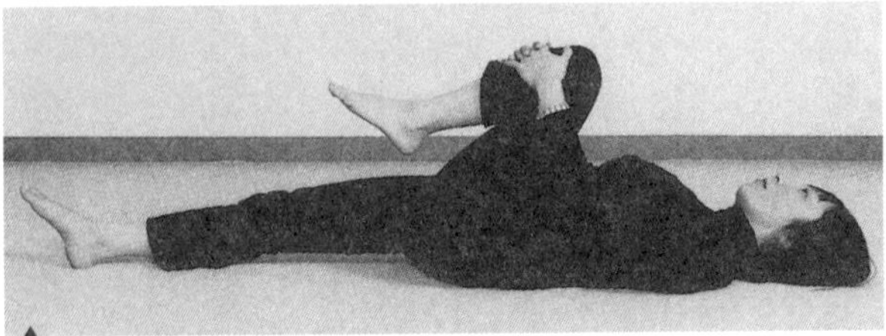

抱單腳／抱住單腳，拉向腹部。不可用力拉扯到疼痛的地方。另外一隻腳也要做同樣的動作。

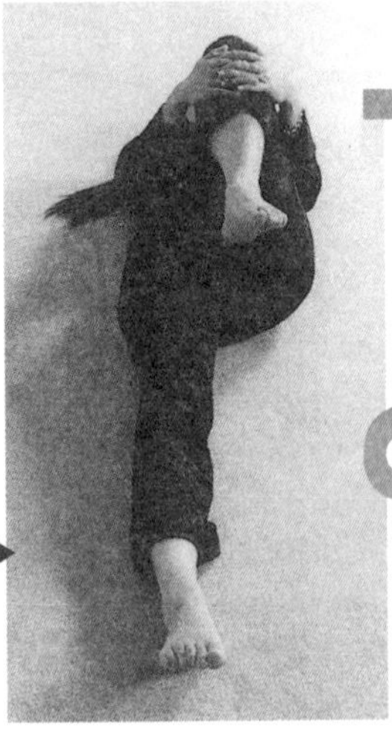

將意識集中在膝蓋進行這個動作。股關節和腹部也許會感覺疼痛，不過按摩內臟的效果極大。

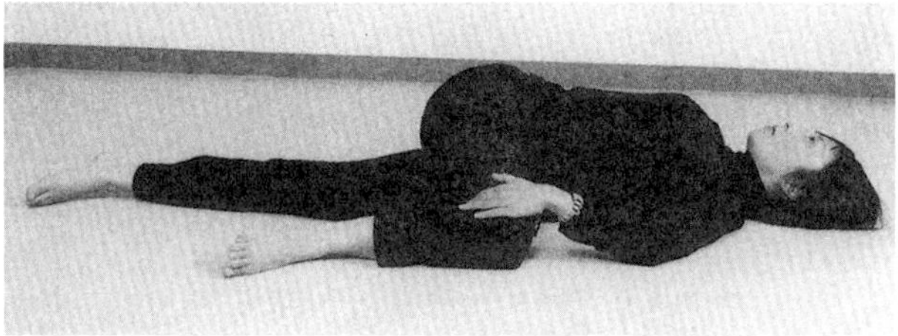

從斜上方看「腳放倒」的姿勢。像大大「伸懶腰」的姿勢，進行深呼吸，感覺新能量又注入身體了。

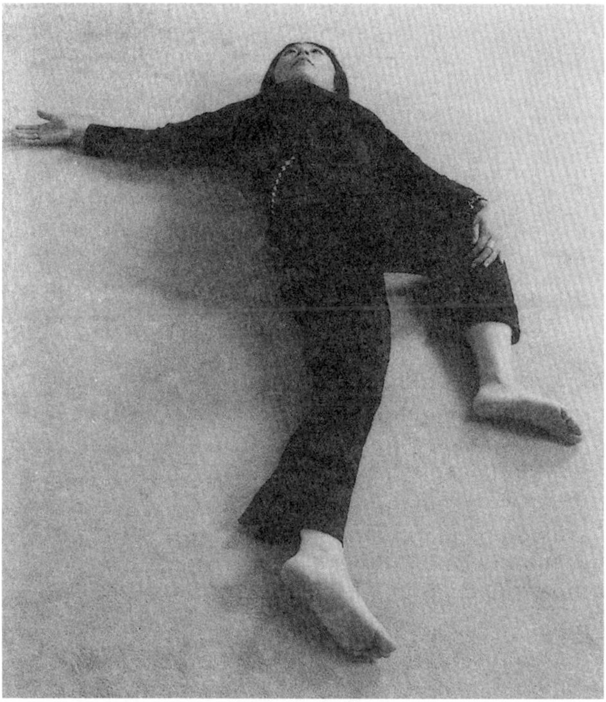

腳放倒／利用前頁「抱單腳」的姿勢，將直立的膝蓋倒向相反側。這時，用相反側的手支撐倒下的膝蓋，而且手肘要貼地。這是能夠伸展股關節的動作。

「レ」字／伸直腳踝，單腳彎折置於臀下 。腳無法彎折置於臀下的人，不要勉強，貼於身體的側面也無妨。

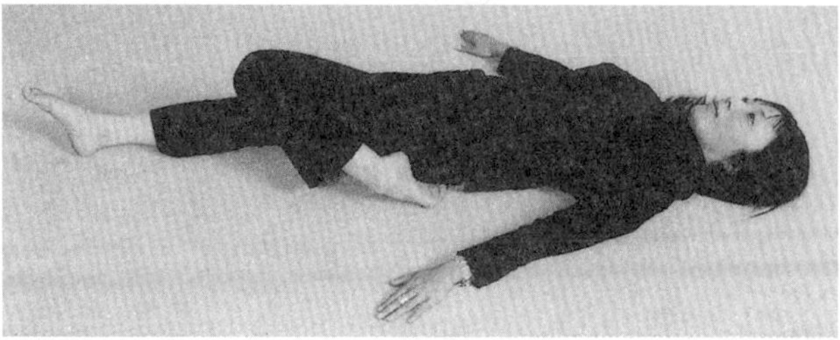

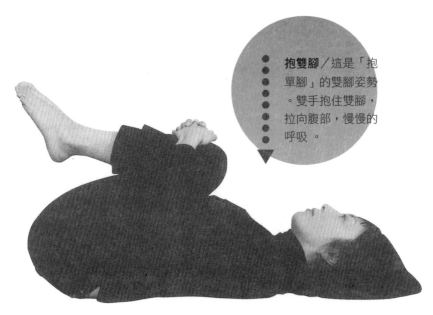

抱雙腳／這是「抱單腳」的雙腳姿勢。雙手抱住雙腳，拉向腹部，慢慢的呼吸 。

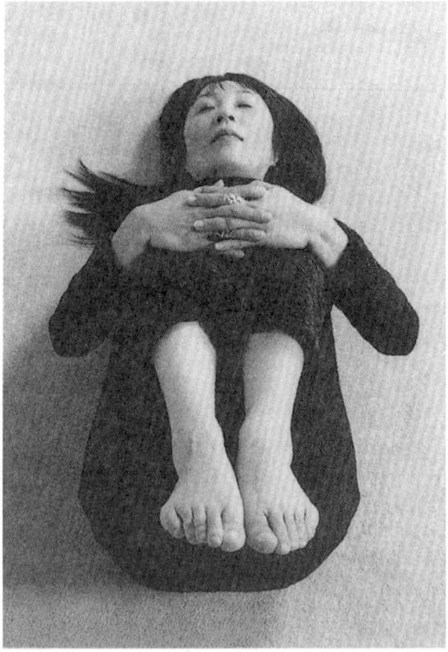

▲就在像母親羊水中搖搖晃晃的胎兒。想像一下自己是胎兒時的心情。

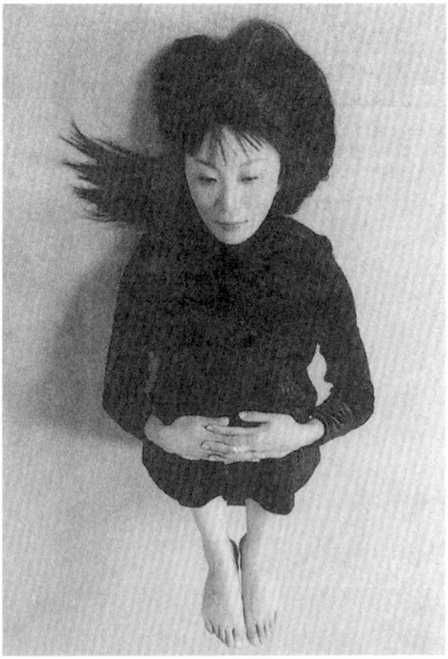

▲尤其可以強化股關節、背部、臀部的肌肉。慢慢呼吸會覺得很舒服。

向後彎／雙手置於臀下，手掌朝地。感覺好像是將腹部往上抬似的，背部後仰。可以利用頭（或是肩）和臀部為支撐點。

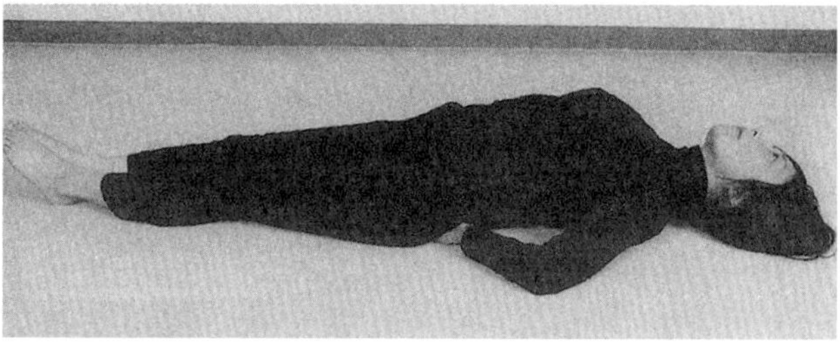

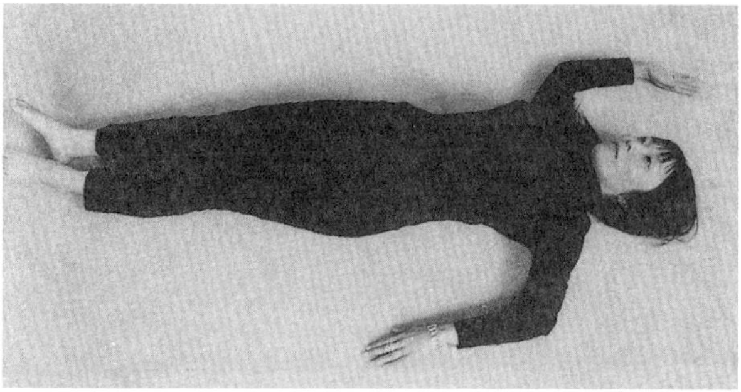

手臂（卍）／單手朝上，手肘彎曲與肩膀成直角。另一隻手手掌朝下擺出姿勢。

X伸展動作／單手的手臂朝斜上方伸直。而相反側的腳輕輕張開，往下伸展。重點在於手臂和腳一體化的「伸懶腰」動作。

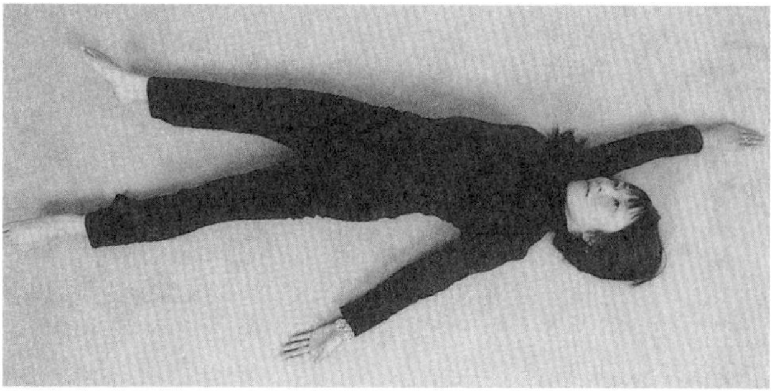

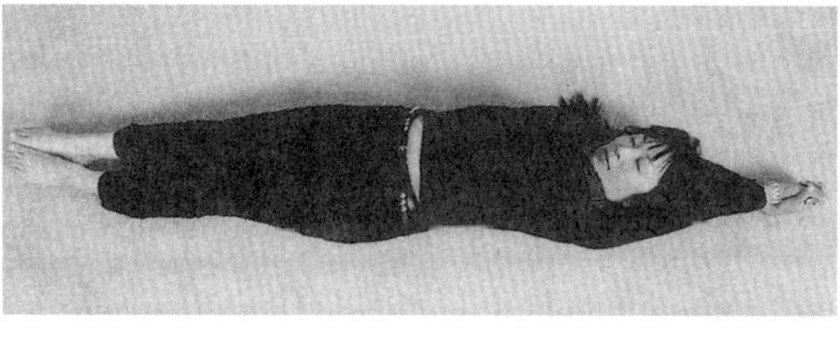

伸展體側／兩手交疊於頭上，先傾向一側，身體側面發出波吱波吱的聲音，可以得到舒服的伸展效果。

PART 11

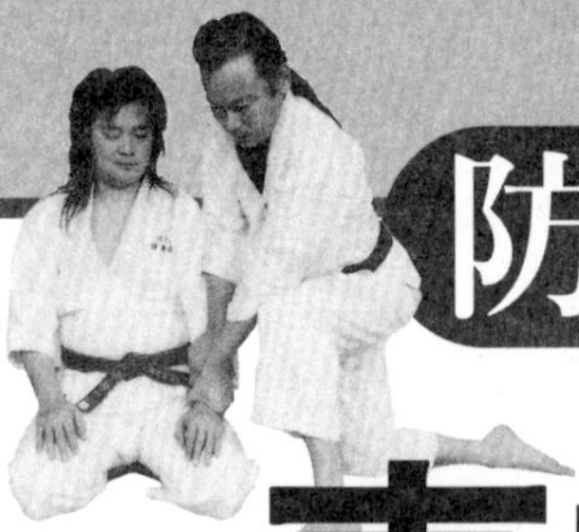

防止老化的東方訓練

ORIENTAL TRAINING

光是擁有「意識」就能夠使身體恢復青春

西方的防止老化訓練著重於鍛鍊，就像是蓋高樓大廈一樣，不斷的累積成果。

東方的訓練則是著重於要捨去多餘的東西。

藉著東方式的訓練捨去多餘的東西，結果所得到就是「生命力」。

生命力是人與生俱來就有的本能、潛能、身體自然的動態，亦即是「想要活動身體」這種衝動的總稱。

目的就是為了喚醒人類原本具有的能力，這和本書防止老化的目的完全吻合。

以下所介紹的各種東方訓練方法，其關鍵就在於「氣」。因為「氣」可說是身體的生命力或本能。

大家要記住，所謂氣就是「經由意識而產生的力量」。「意識v這個字眼充滿著神秘感，例如，「沒有意識到就不會發生，只要意識到就會發生」，這就是東方訓練所得到的成果。

經過這番解說，大家應該了解為什麼要進行東方訓練了。

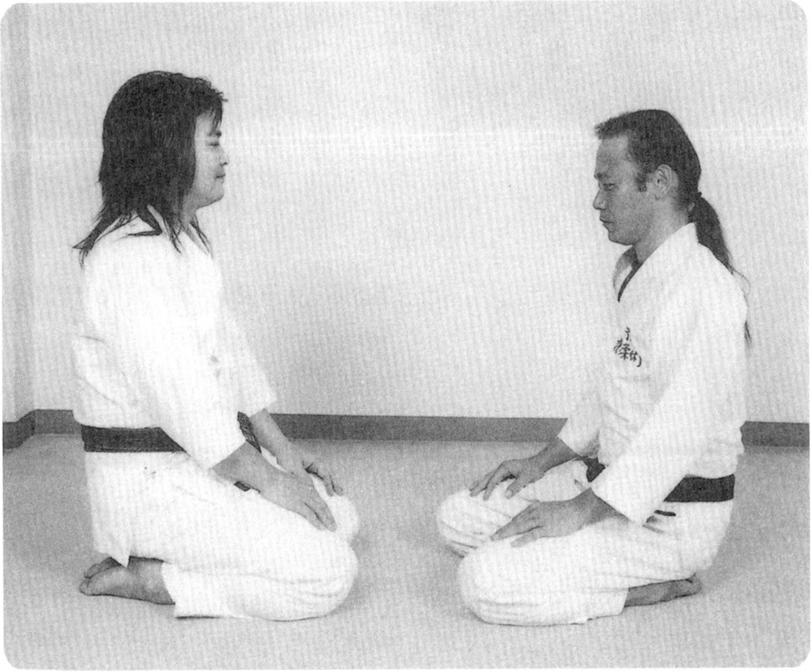

該怎麼做才能使人際關係順暢呢？
基本的方法就是和對方面對面。
尤其是第一次見面，一定要凝視對方的眼睛。
不可以覺得難為情，要注視著對方的鼻子附近，
避開對方的壓力，
同時也不要給對方無謂的壓力。

【武術】形態—1

在此探討「集中」這個問題。的確，年紀大了，集中力會衰退，但是，有可以拾回集中力的方法。

集中力包括主動集中和被動集中，這也出現在武術的形態中。

所謂主動集中，就是集中精神在「自己認為辦不到的事情上」。

而被動集中，則是注意到「自己可以辦到的事情」，集中在許多「可以辦到」的事情上，找出活路來。

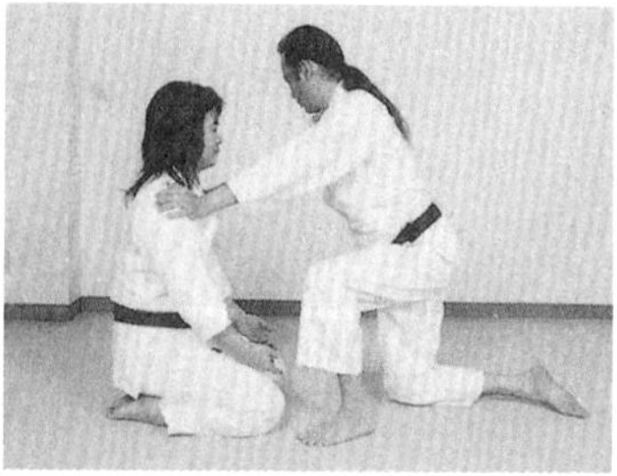

在處於不利的狀態下突然遭到攻擊時，藉著主動集中，將自己所有的力量集中在對方的一點上，加以攻擊。這時藉著小小力量就能找出一條活路。

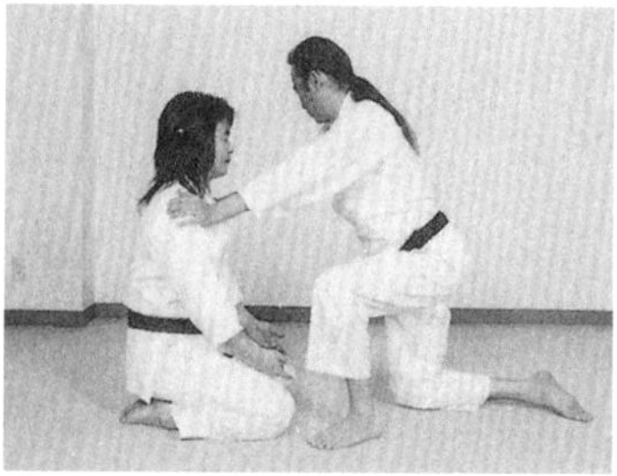

總之，將攻擊的焦點對準對方的頸部。只要能意識到攻擊武術中的弱點「頸部」，就已經掌握了先機。

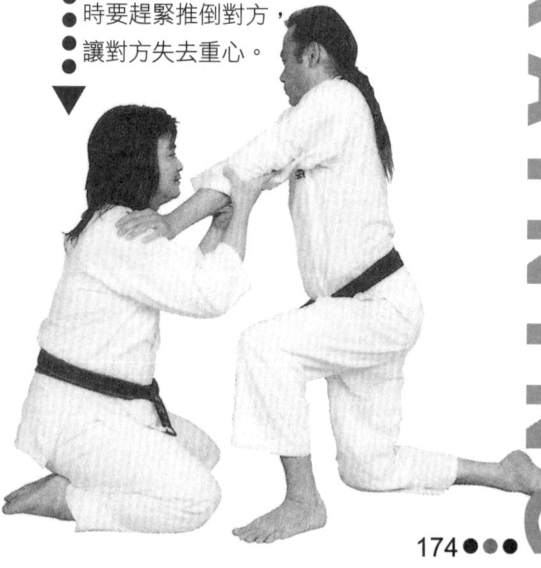

當對方想要保護頸部時，會使身體變得僵硬，這是身體脆弱的表現。這時要趕緊推倒對方，讓對方失去重心。

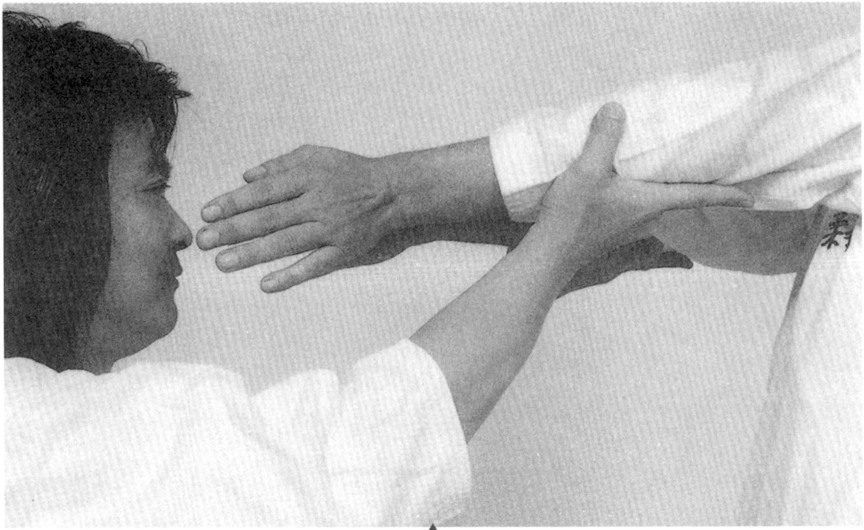

請注意手指。突然直立的食指完全沒有力量，這是因為藉著豎立食指排除多餘的力道所致。

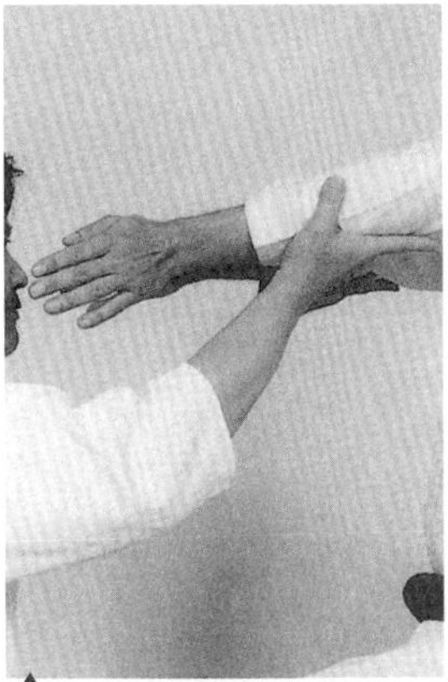

擁有不必要的力量不會有好結果。在武術方面要去除食指的力量，日常生活中則要盡量放鬆肩膀的力量。

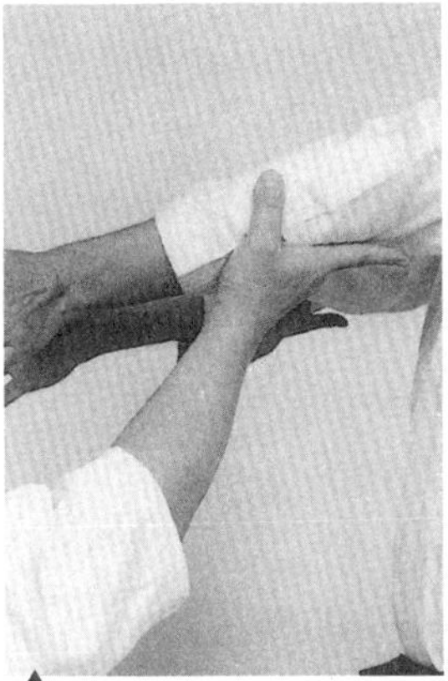

握高爾夫球的球桿也是如此。用小指和無名指絞緊球桿的握法較好。

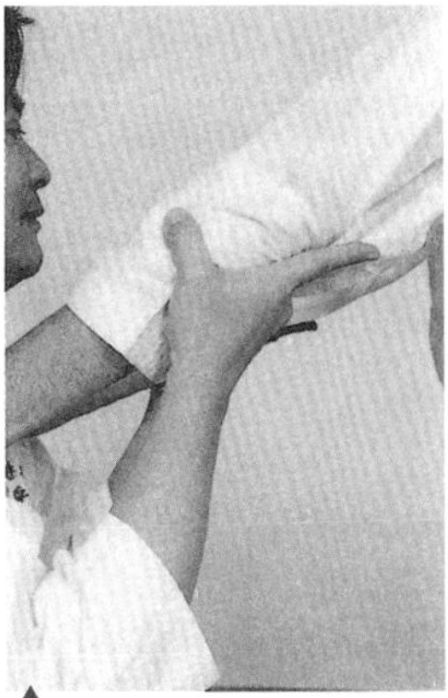

例如隔扇的開闔、竹劍的握法等日本武術的基本，它不是食指用力，而是小指用力。

ORIENTAL TRAINING

武術

形態——②

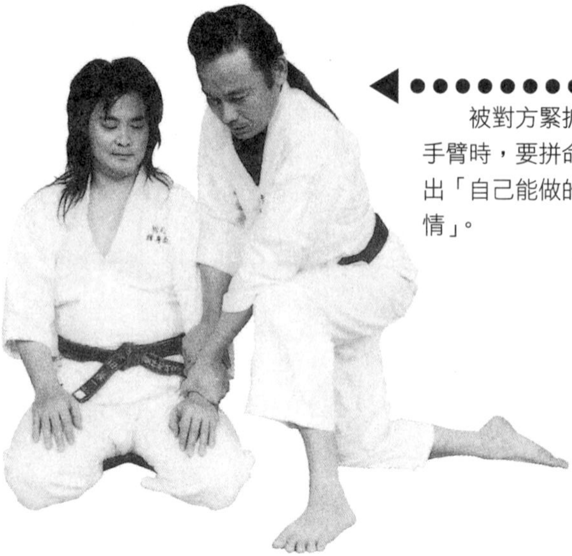

被對方緊抓住手臂時，要拼命找出「自己能做的事情」。

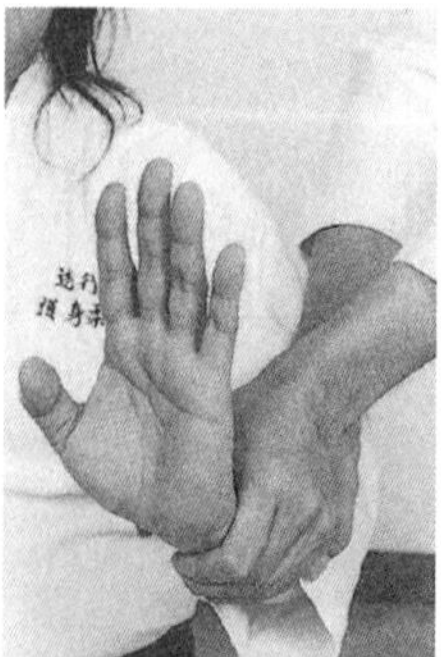

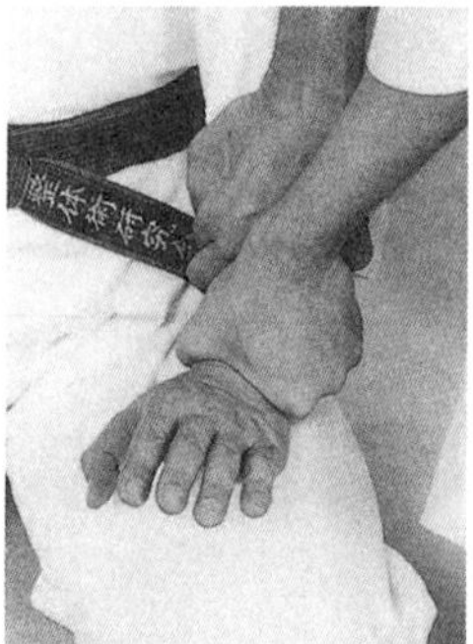

即使手腕被抓住了，但並不是完全無法動彈。手掌仍然可以上下移動。

這時，最聰明的方法就是實行「自己能夠做的事情」，亦即「我現在盡全力將手腕朝後上方撥」。

在和比自己強的對手做戰之前，通常都可以預知結果。但自己並一定會輸。這時要有「自己能做的事情」和「自己不能做的事情」的認知。

前述的被動集中，亦即將焦點集中在「自己能做的事情」上，從中找出活路。所謂「不戰而勝」就是被動集中的秘訣。

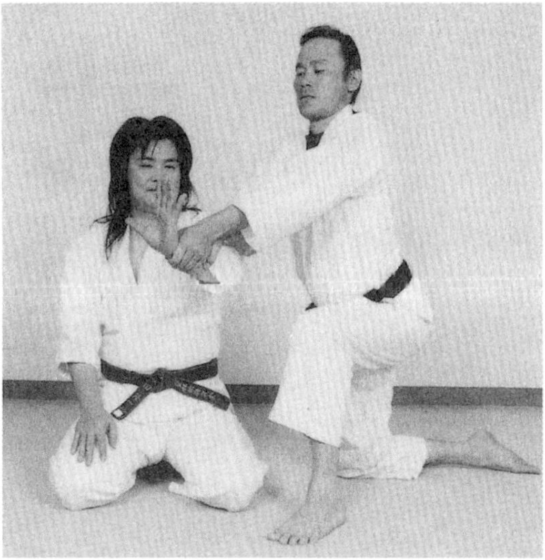

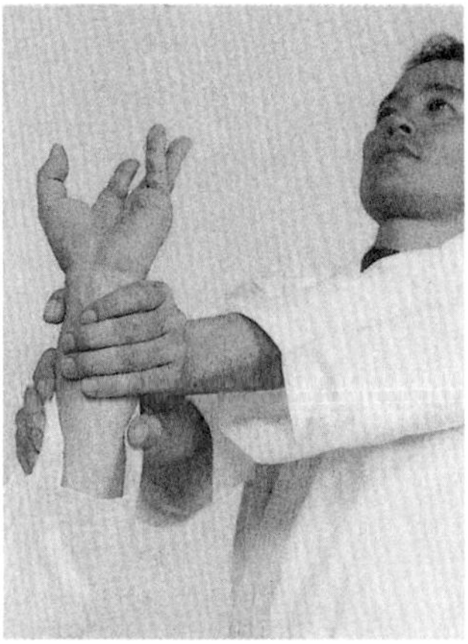

將手腕用力朝後上方撥，就能夠抬起對方的身體。

對手趁虛而入時，因為他的意識集中在手指上，所以下半身露出了破綻。

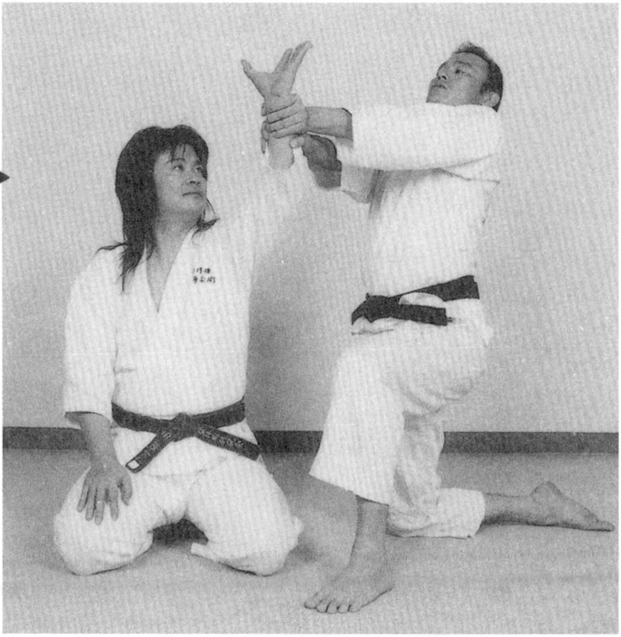

雖然自己無計可施，但對手的姿勢缺乏穩定感。這時，只要將對手往後方拋，就可以「不戰而勝」了。

【武術】形態—③

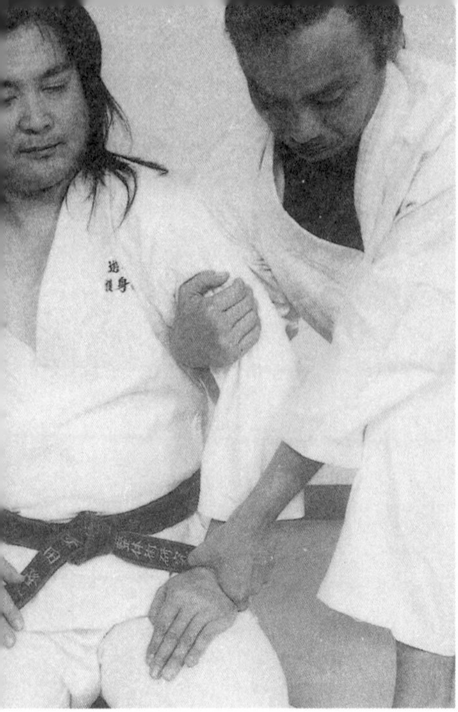

被對方緊緊抓住時，不光是要找出手可以活動的地方，還要注意到對方紊亂的呼吸，盡量讓自己的呼吸配合對方的呼吸。

呼吸慢慢同調之後，就會發生不可思議的事情。亦即不會感覺到自己的手臂被對方緊緊抓住。

當呼吸幾乎完全同調時，呼吸根本就無法斷定自己的手臂是否真的被對方抓住。

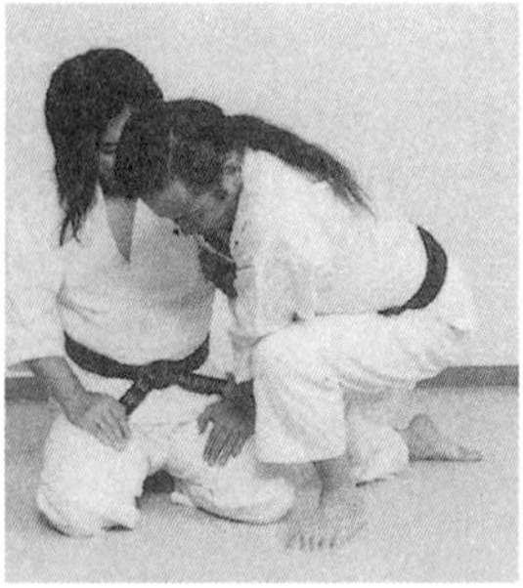

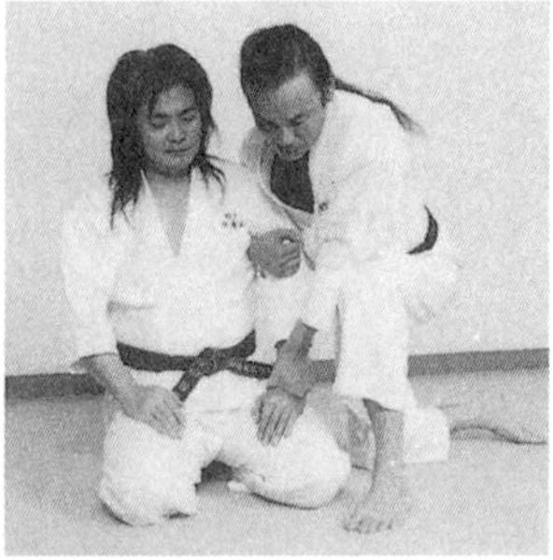

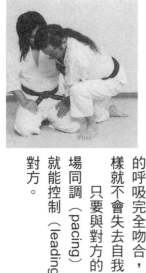

重點在於發生了「不可能發生的事情」。

所謂「不可能發生的事情」有很多，這裡指的是讓敵人變成同志，也就是化敵為友。

到底與敵人和睦相處的方法是什麼呢？只有一點，那就是配合對方的呼吸。所謂配合呼吸，就是讓對方的呼吸和自己的呼吸完全吻合，這樣就不會失去自我。

只要與對方的立場同調（pacing），就能控制（leading）對方。

等到呼吸完全吻合時，就到結束的時刻了。如照片所示，順著對方的動作，與其說是推倒對方，還不如說是對方自己倒下去。

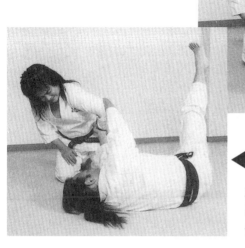

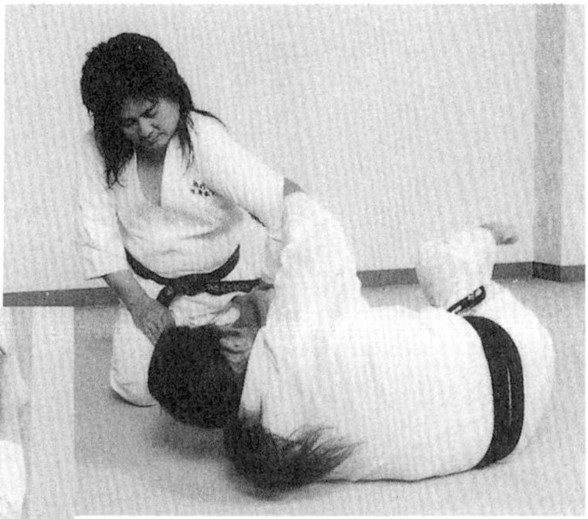

到了這個狀態，就可以按照自己的意思將對方拋到任何一個地方。

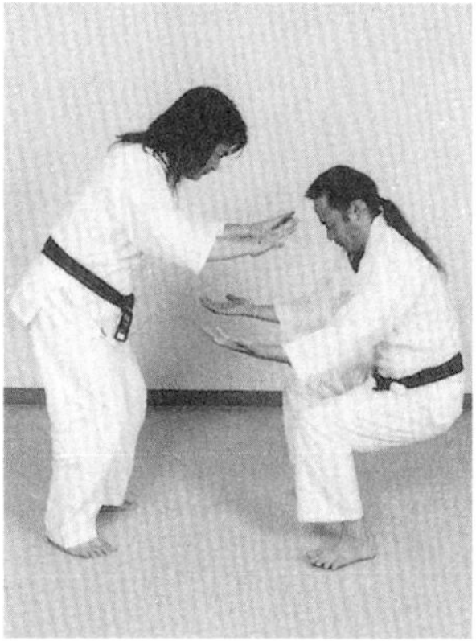

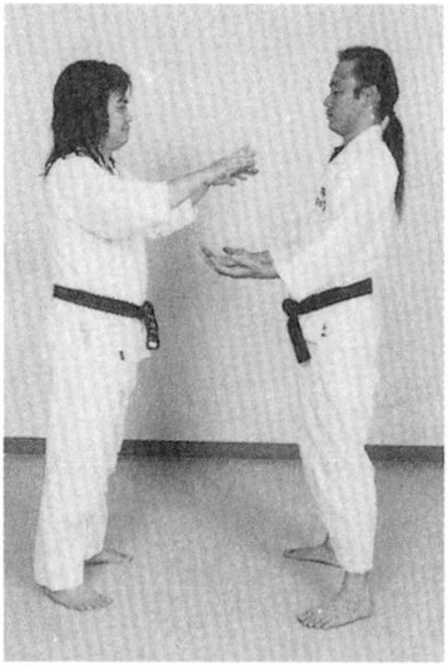

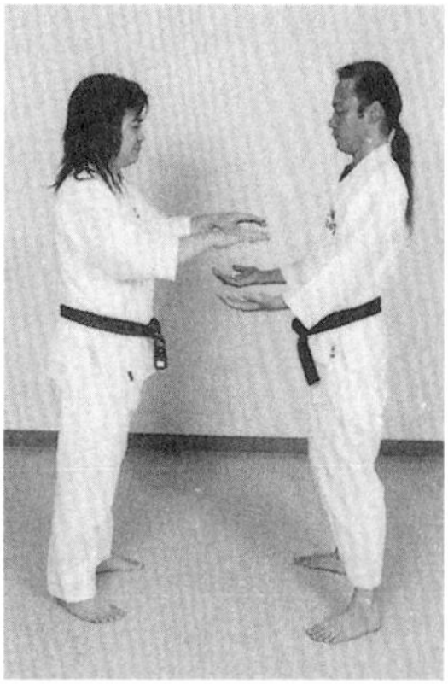

兩人的呼吸完全同調後，就會形成一種親密關係，對方會慢慢的坐下去 。

手罩在對方的手上方，緩緩的上下移動，確認是否和對方的呼吸同調。

面對面，手掌伸向前方，盡量與對方的呼吸同調。

禪 形態

這裡為各位介紹遊行禪所進行的禪。所謂禪，就是實現自我的冥想法。具體來說，就是想像過去自己最佳的狀態以及現在最佳的狀態，讓身體吸入元氣。並不是「對事物抱持正面的想法」，而是「積極思考」。

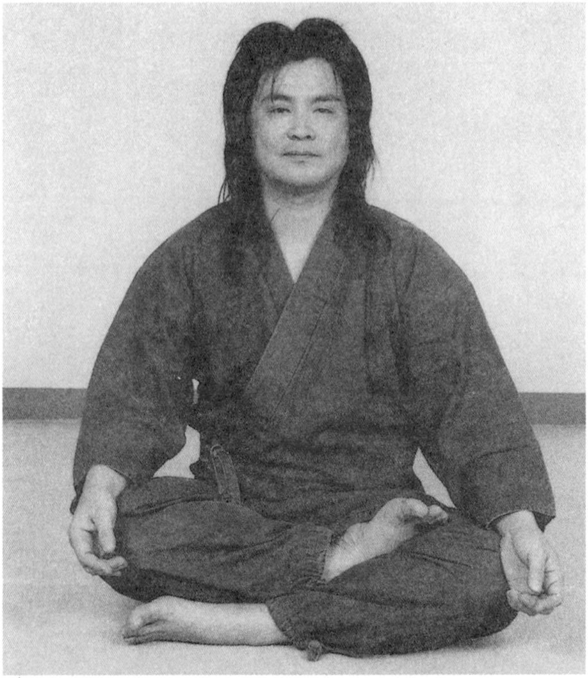

▲ **盤坐**　禪的基本姿勢之一。並不是瞪大眼睛，而是放鬆眼睛的力量、半睜半閉的姿勢（觀）。

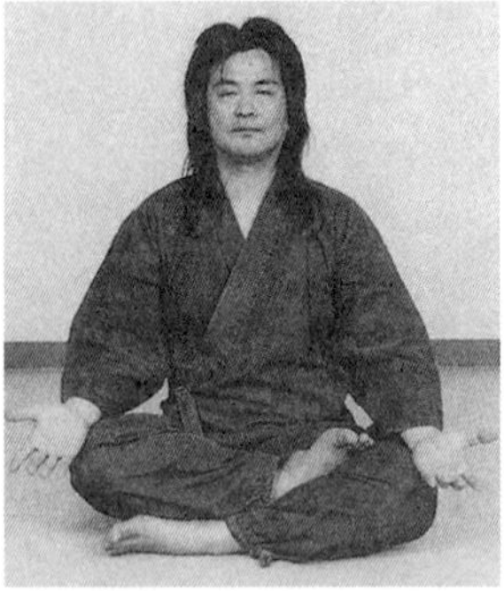

▲ **陽迎印**　雙手手掌朝上，置於膝上。想像太陽或有太陽的樣子，感覺似乎看到了陽光，手掌感覺到太陽的溫度。

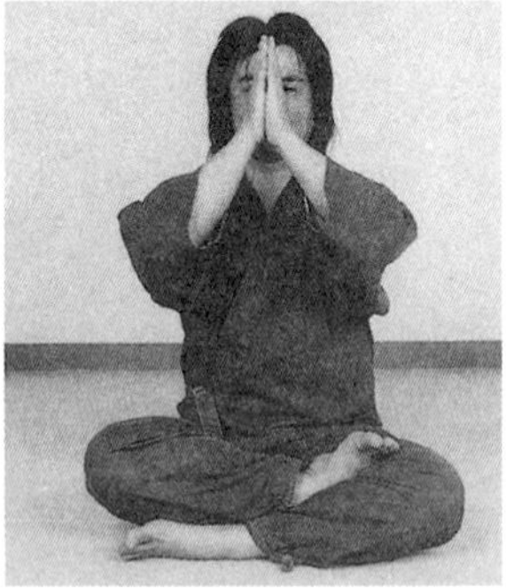

▲ **合掌印**　合掌的姿勢。雙手貼合，從鼻肌沿著身體的前面落下。

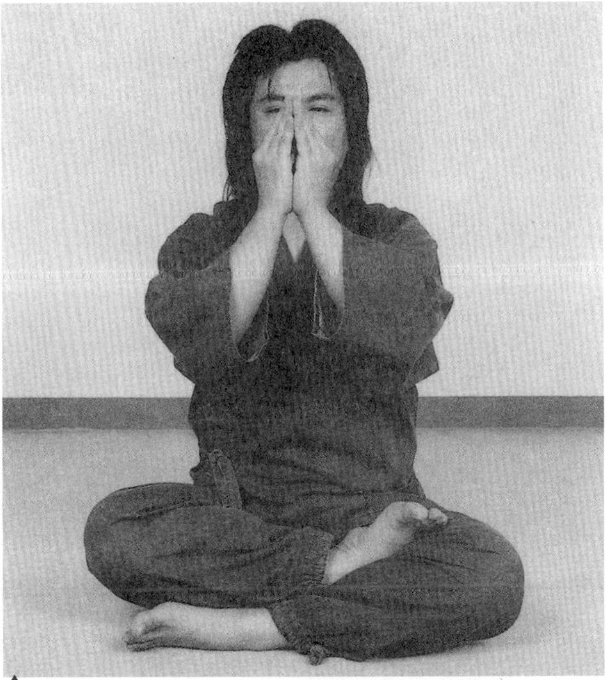

英智印　食指和拇指結「英智印」，雙手併攏置於臉上。想像自己充滿英明智慧、保護自己時的樣子。

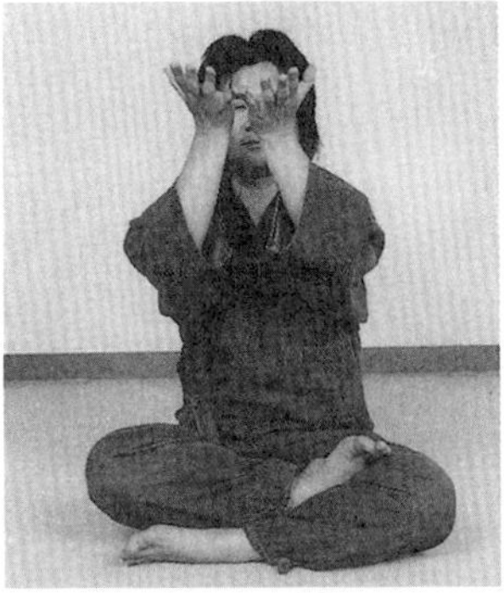

捧天印　手掌朝頭上捧，就好像在捧理想的自己、充滿笑容的自己一樣。

開花印　想像自己充滿光輝、笑容的樣子。雙手做成花蕾的形狀，包住自己的臉。然後張開手掌，做出開花的動作。

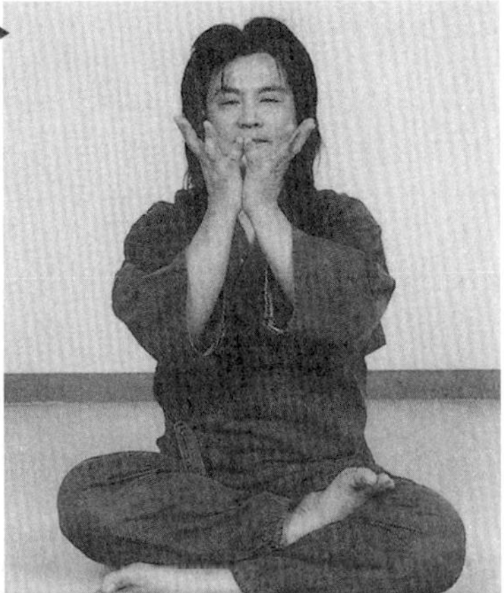

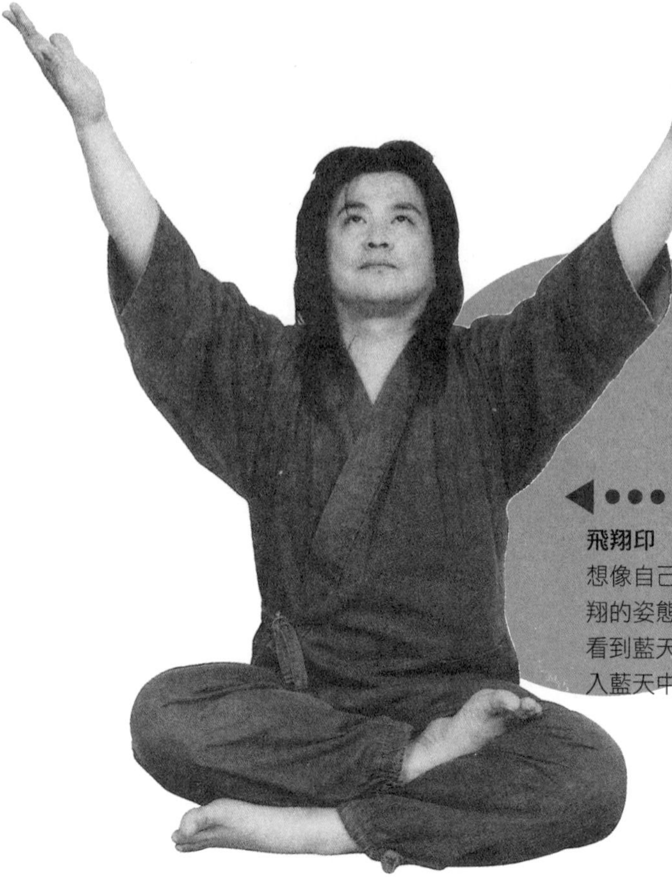

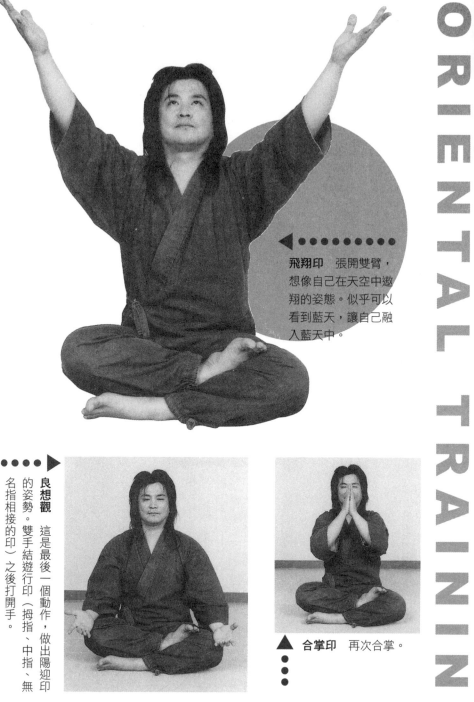

飛翔印　張開雙臂，想像自己在天空中遨翔的姿態。似乎可以看到藍天，讓自己融入藍天中。

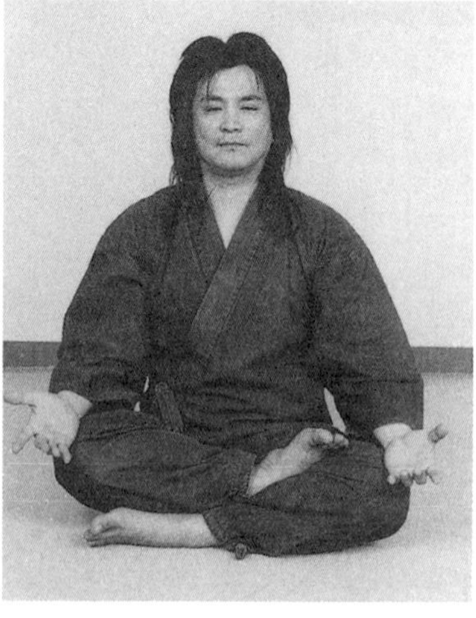

良想觀　這是最後一個動作，做出陽迎印的姿勢。雙手結遊行印（拇指、中指、無名指相接的印）之後打開手。

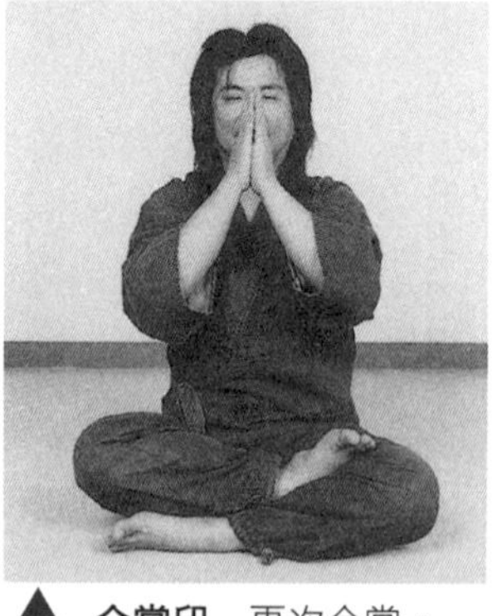

▲ **合掌印**　再次合掌。

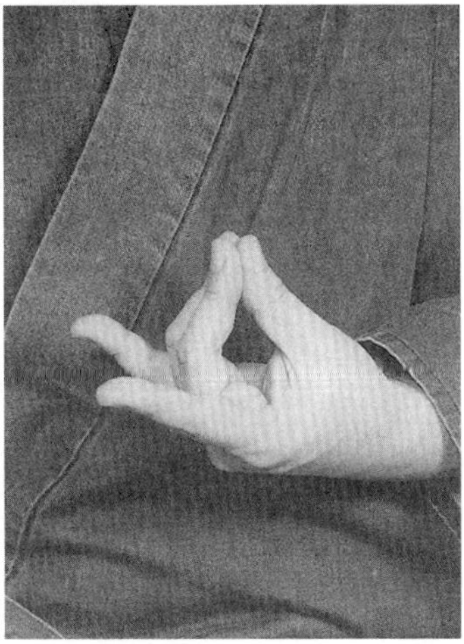

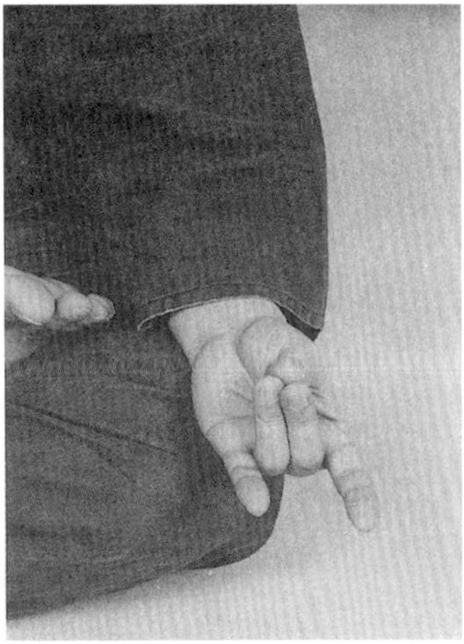

遊行印① 將拇指、中指、無名指同時併攏，心想「人不必進行嚴苛的修行，只要想著快樂的事情就可以代替修行」，連接姿勢和自己想法的動作。

遊行印② 達到某種水準之後，光是結遊行印，就會感到快樂不斷的在體內擴大，立刻變得快樂。

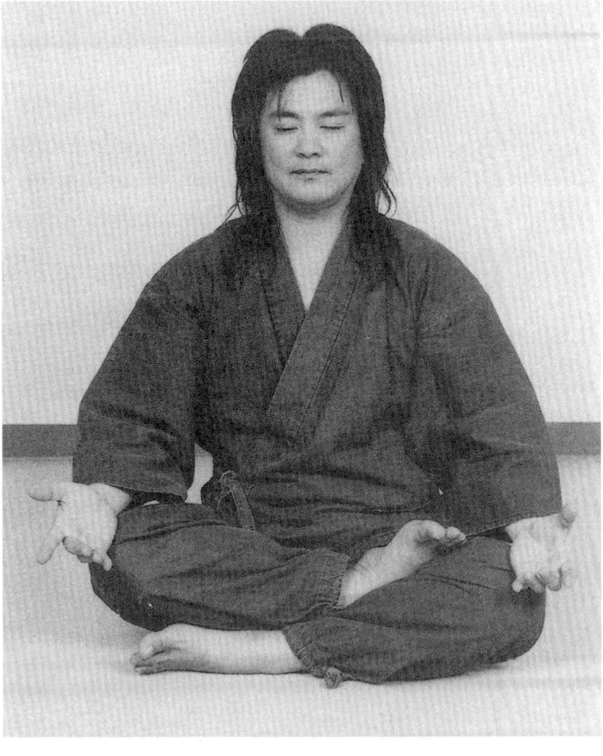

良想觀　良想觀就是回想過去經驗中三個快樂的事情，進行三次深呼吸，然後想出一個今天發生的好事。想像一下美好的世界，感覺到世界的光明、溫度，充滿好心情。呼吸九次，合掌結束動作。

呼吸

形態

呼吸法的重點並不是吸入氧、吐出二氧化碳進行氣體交換的「外呼吸」，而是讓吸入肺中的氧到達身體各角落的「內呼吸」。

細胞一旦缺乏氧和營養，當然無法得到健康，人也沒有元氣。早上要盡量的伸展手和手臂，想像將氧送達全身的樣子來進行呼吸，藉此連頭腦都會變得清晰。

為避免力量衰退，平常就要培養空氣融入體內的感覺。

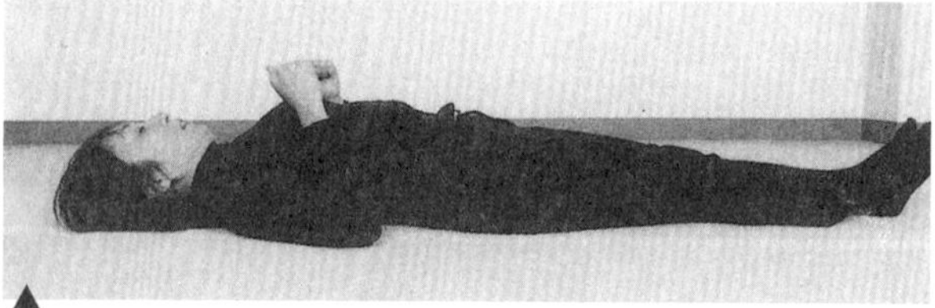

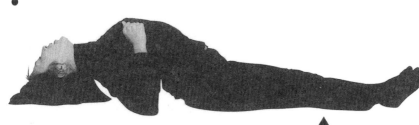

全身放鬆仰躺在地。去除身體的緊張，慢慢的呼吸三次。

以枕部、手肘、臀部為支撐點，用力吸氣，感覺好像橫膈膜嘎然作響似的，將胸部往上挺。

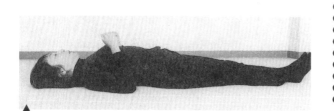

胸部盡量往上挺之後，放鬆力量，身體還原。在感覺舒服的放鬆狀態中呼吸三十次。空氣通過身體從腳底排出。

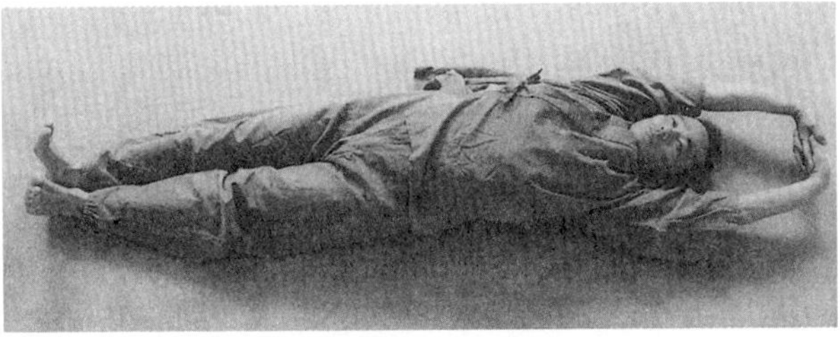

仰躺，伸個懶腰之後，好像是鬆了一口氣似的嘆三口氣，頭慢慢的朝左右移動，頸部放鬆。完成準備動作。

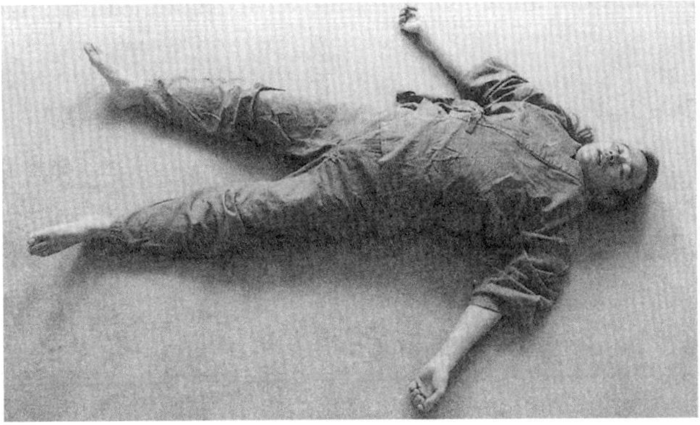

此時，注意腳底的感覺，同時感覺好像是從鼻子吸氣、從腳底吐氣似的呼吸，以三十次為上限。想像吸入的空氣從手腳排出，就能產生洗淨體內的效果。

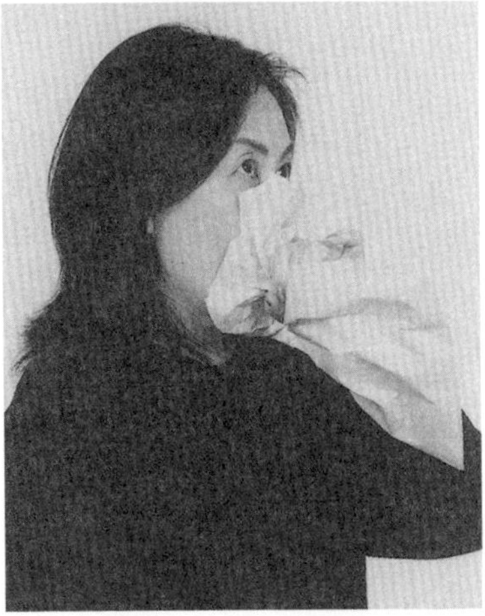

外表上看起來好像是在吸強力膠，所以不要在路上這麼做。為了避免缺氧，不可以使用塑膠袋。

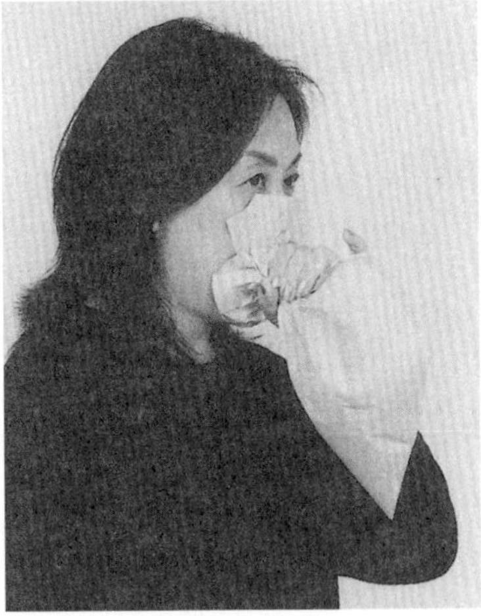

能夠防止老化、活化腦的簡單方法。紙袋罩住口，光是「嘶一哈一」呼吸，就可以吸入大量的二氧化碳，腦判斷出處於缺氧狀態，就會將大量的氧送入體內。

ORIENTAL TRAINING

冥想

形態

冥想即是集中意念讓身心統一的行為。以往大家的觀念都是眼見為憑，不過，現在已經了解到，在不可見的世界也存在著力量。

其前提就在於心的動向。這個動向會影響人類的判斷，經由冥想可以確認這一點。

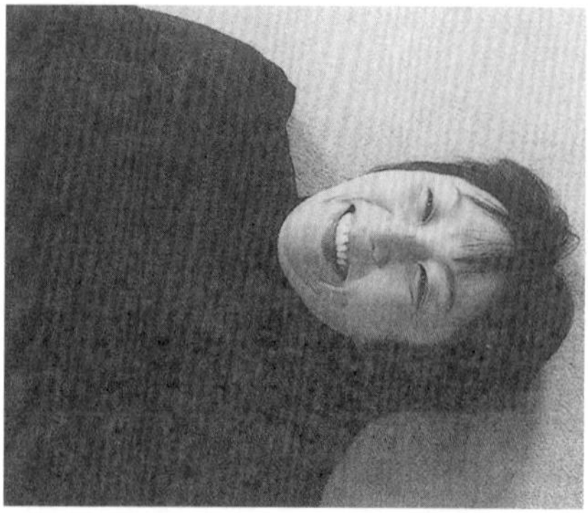

例如想像一下「當你的身體狀況良好，很有元氣，充滿活力時，是什麼顏色呢？」

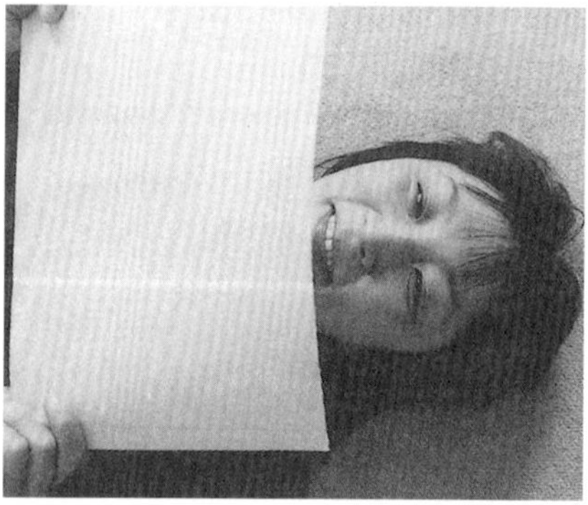

如果覺得是粉紅色，就拿出粉紅色的紙蓋在臉上。眼睛要張開。

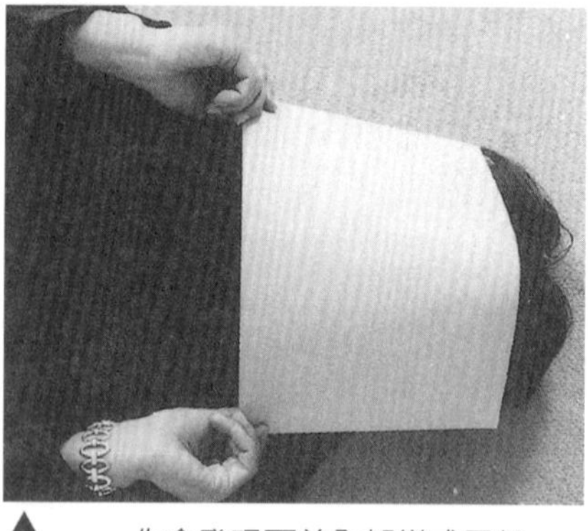

你會發現面前全都變成了粉紅色，這時會產生一種非常快樂的心情。

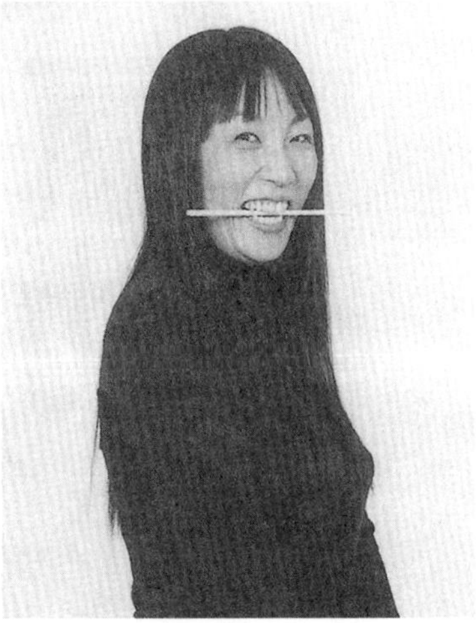

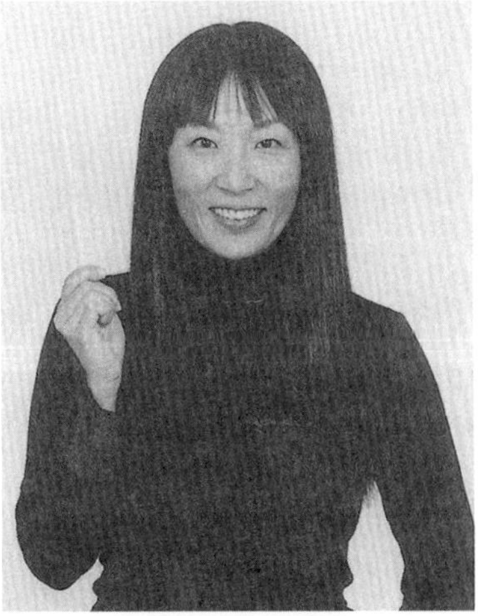

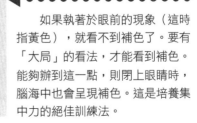

▲口中積存唾液，就可以分泌出消除疲勞的唾液腺素（唾液激素），然後吞下積存的唾液。每次進行三到五分鐘。

▲人愈笑就愈能夠提升免疫系統的力量。嘴巴叼根竹筷子，勉強自己展露笑容，就能夠分泌出腦內荷爾蒙（β內啡肽）。

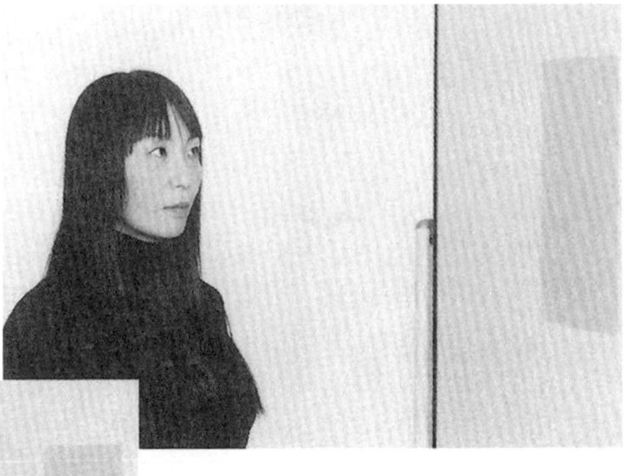

焦點不要擺在貼於白板上的黃紙，茫然的看著白色和黃色的全景，慢慢的就會發現黃紙周圍呈現紫色。這並不是幻影，而是大家都看得到的「補色」。

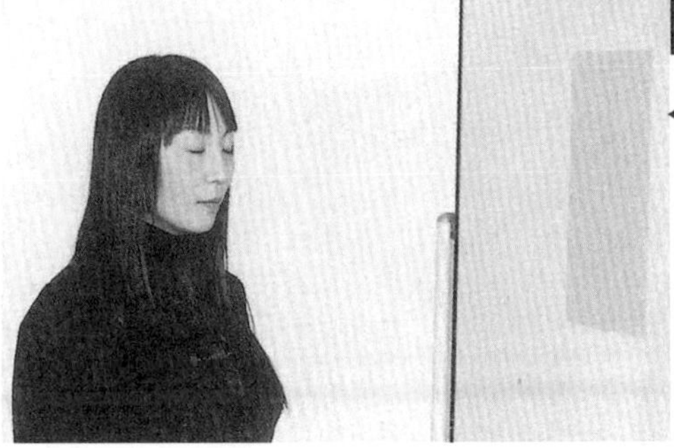

如果執著於眼前的現象（這時指黃色），就看不到補色了。要有「大局」的看法，才能看到補色。能夠辦到這一點，則閉上眼睛時，腦海中也會呈現補色。這是培養集中力的絕佳訓練法。

氣功

形態

在氣功中將好的「氣」稱為「正氣」，不好的「氣」稱為「邪氣」，「邪氣」會引起萬病。為了防止老化，就要讓體內吸入「正氣」。

大家都可以感覺到氣，其實體到底是什麼，目前不得而知，但是，確實存在著這種難以言喻的能量。人和人之間交流的「生氣」可以治療身心。

否定氣的存在，就會封閉交流的通道。所以，要在無心的狀態下感受氣。

●製造丹田的穴道

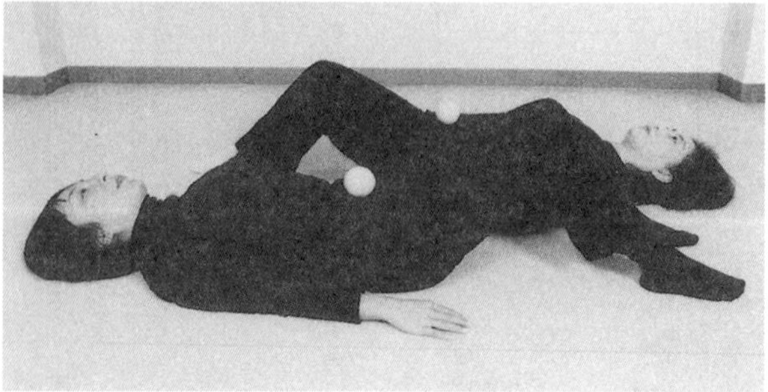

▲仰躺，膝蓋直立。然後將網球置於丹田（肚臍下三寸的下腹部處），接著一鼓作氣，讓球往上跳。腰不可上抬，藉著腹部膨脹的壓力讓球往上彈跳。

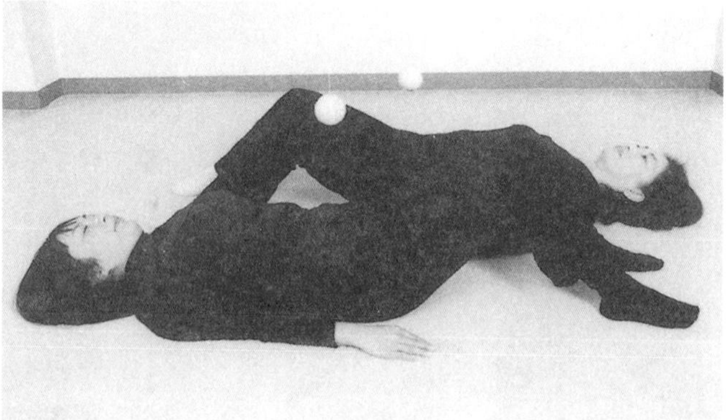

輕鬆嘗試看看，就算做不好也沒有關係。下腹部的肌肉可能會疼痛，經常意識到下腹部，就能好好的鍛鍊丹田，成為個性穩重的人。

●處理「氣」的秘訣

肩膀酸痛，那是因為聚集「邪氣」。即使感覺到邪氣也不要討厭它，為了處理肩膀酸痛的問題，要當成將成為某種「東西」來看待。

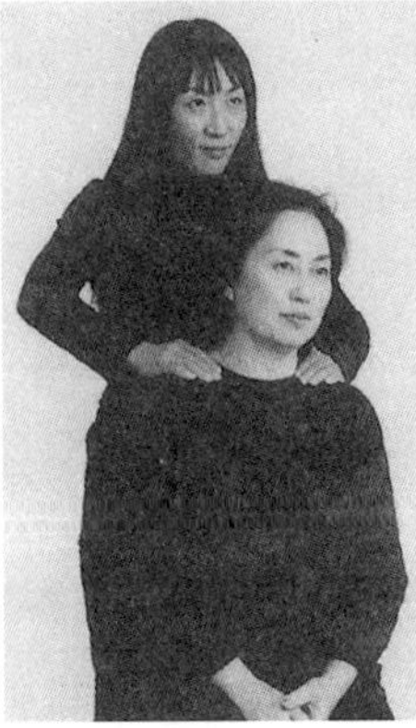

例如，「重石壓在肩膀上」，就給予邪氣具體的形狀（物性），能夠簡單的加以處理。只要揉捏肩膀即可。

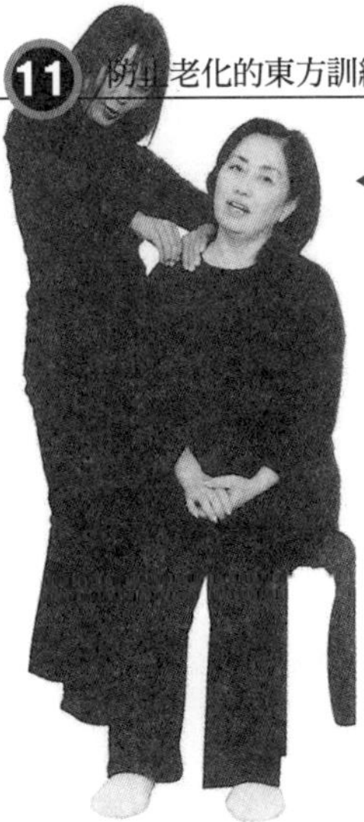

●讓「氣」進入體內的秘訣

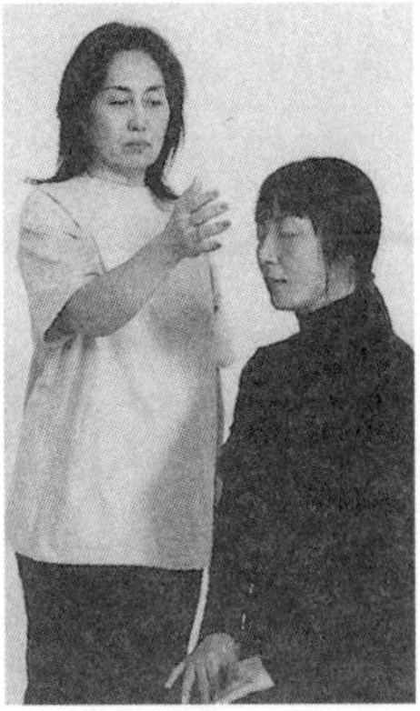

藉著對方的胸和肩膀的上下移動掌握呼吸情況，然後讓自己的呼吸與其配合（同調）。完全同調之後，把手罩在額頭前面，慢慢移動注入「氣」。

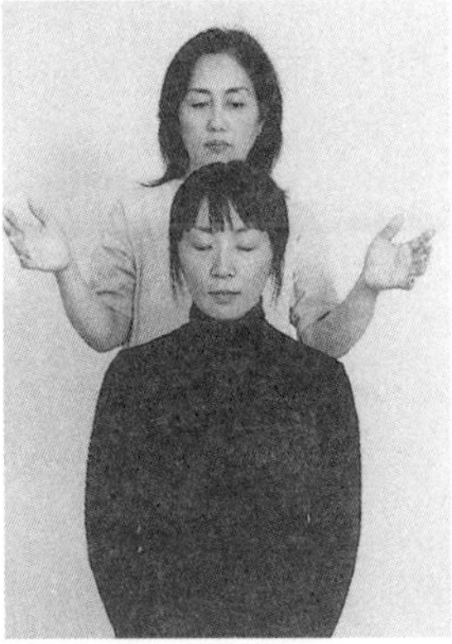

也可以從對方的後面灌入「氣」。習慣後，三到五分鐘內，對方就會出現恍惚狀態（類似催眠）。

雙方的手掌互相靠近，請對方在有感覺時說「好」，共同擁有同一個感覺。

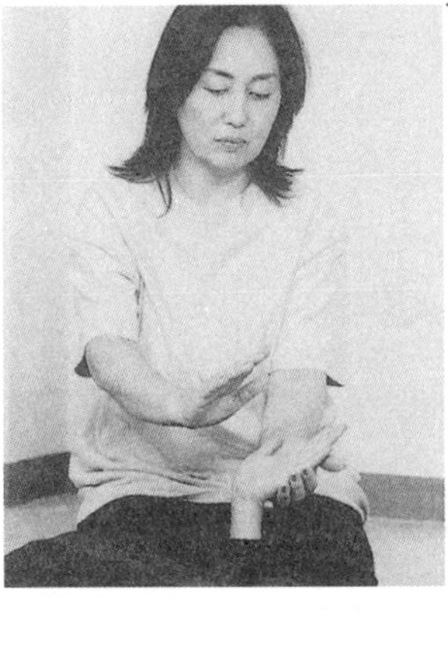

以這個感覺為基準，手罩在上方，同時找出對方不好的部分（發熱、發冷的部分）。

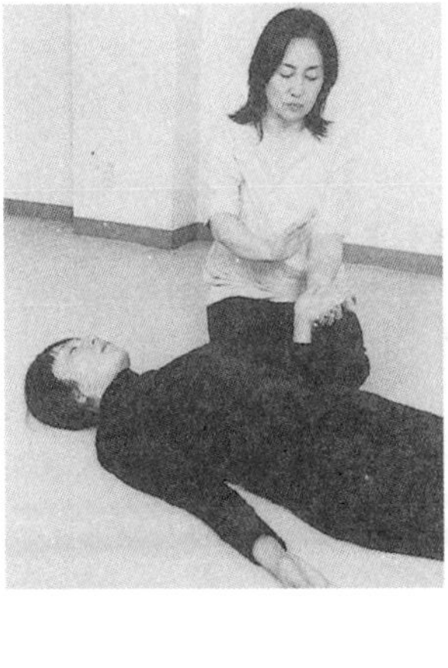

編輯介紹

（財）明治生命厚生事業團

以維持及增進健康的相關服務為主，建議透過健康診斷及運動來創造體力，廣泛拓展支撐身心健康的事業。

古賀 富貴子

健康運動指導師，現任東京都創造健康推廣中心指導員，是健康運動音樂研究會，東京Health Fitness交流會顧問，ACSM/HFI．JAFA/ADI．Sky．pro建議員，同時編輯水中運動的音樂ＣＤ『Let's ! enjoy．exercise No.1』。

久保　明

醫學博士。高輪醫學診所院長。日本醫師公會認定的運動醫師，日本威尼斯協會評議員，日本預防醫學協會理事。著書包括『快體新書』、『了解生活習慣病、成人病之書』等。

安田 隆

學習導引術、合氣術、整體療術後，九０年在橫濱市開設「氣的整體術研究所」，九五年開設「The・arc．company」，研究腦的功能以及人類的身心變化系統，並進行指導。

著書包括『波動干涉與波動共鳴』、『所有人都辦得到的「氣的秘訣中的秘訣」』、『所有人都能夠簡單得到的「氣之書」』等。

藤本　大三郎

理學博士。東亞大學研究所教授，東京農工大學名譽教授。

畢業於東京大學理學部化學科後，擔任東北大學副教授、濱松醫科大學教授、東京農工大學教授等。著書包括『老化的成因』、『長壽學』、『老化的構造與壽命』等。

古今養生保健法　强身健體增加身體免疫力

養生保健 系列叢書

1 醫療養生氣功
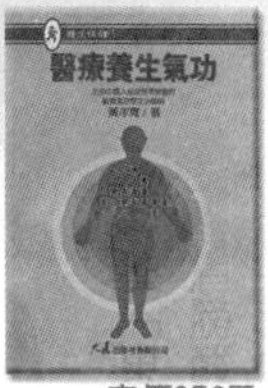
定價250元

2 中國氣功圖譜
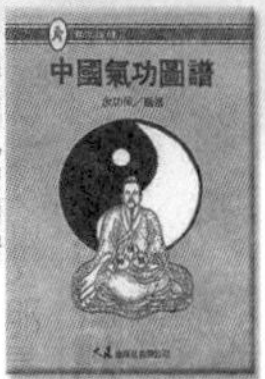
定價250元

3 少林醫療氣功精粹
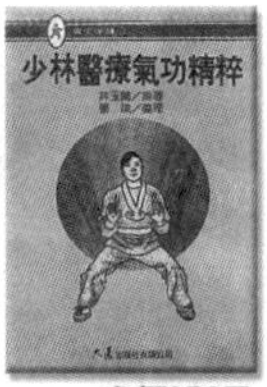
定價250元

4 龍形實用氣功
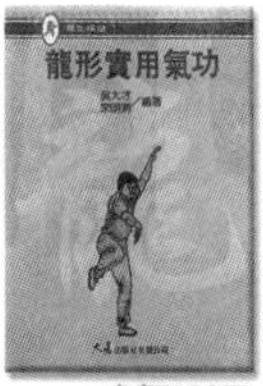
定價220元

5 魚戲增視強身氣功
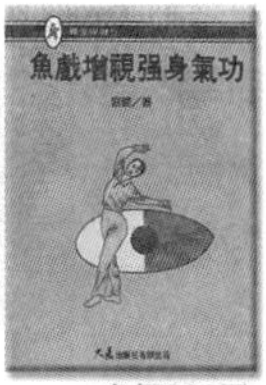
定價220元

6 嚴新氣功
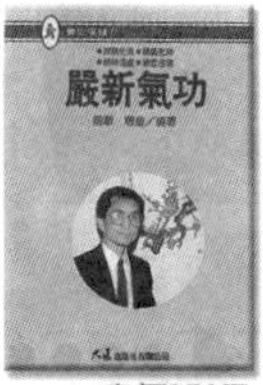
定價250元

7 道家玄牝氣功
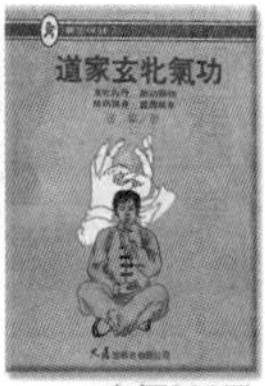
定價200元

8 仙家秘傳袪病功
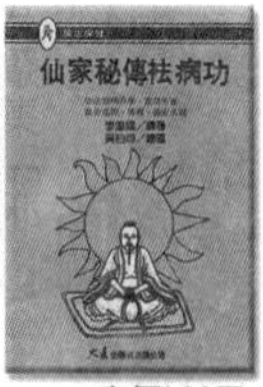
定價160元

9 少林十大健身功
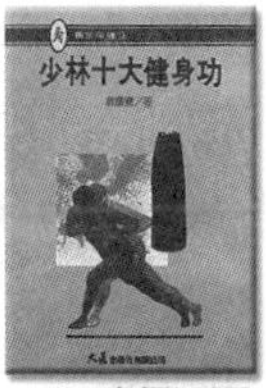
定價180元

10 中國自控氣功
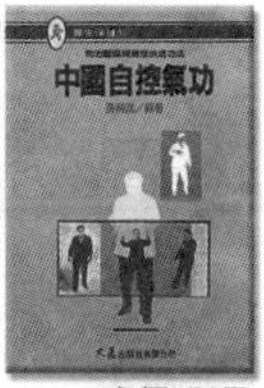
定價250元

11 醫療防癌氣功
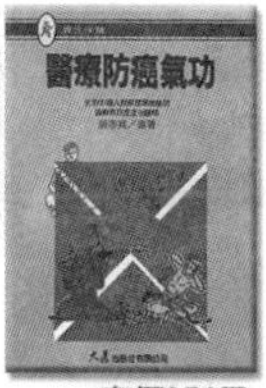
定價250元

12 醫療強身氣功
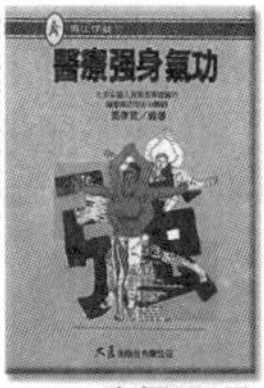
定價250元

13 醫療點穴氣功
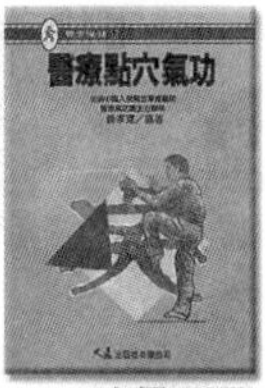
定價250元

14 中國八卦如意功
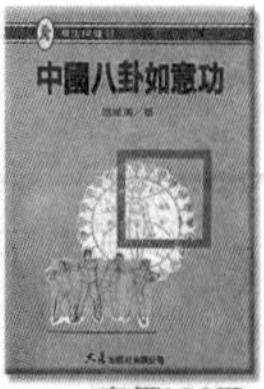
定價180元

15 正宗馬禮堂養氣功
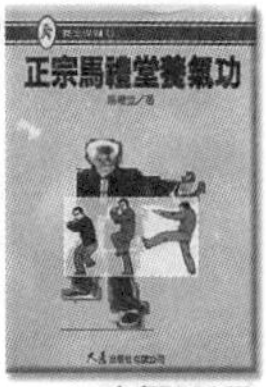
定價420元

16 秘傳道家筋經內丹功
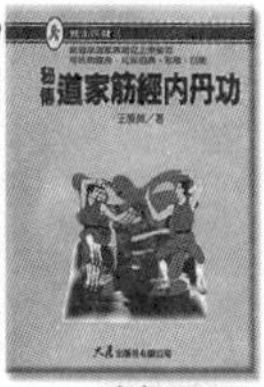
定價300元

17 三元開慧功
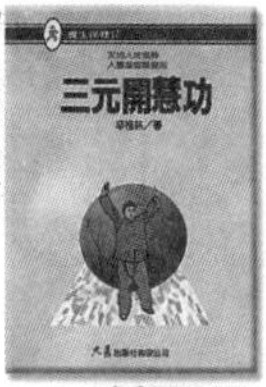
定價250元

18 防癌治癌新氣功
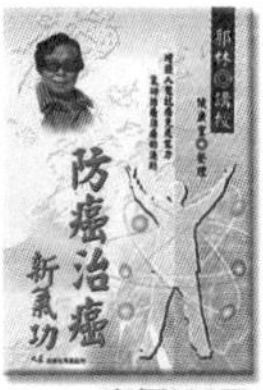
定價180元

19 禪定與佛家氣功修煉
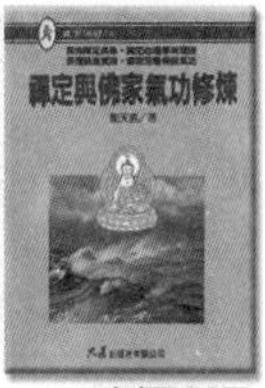
定價200元

20 顛倒之術
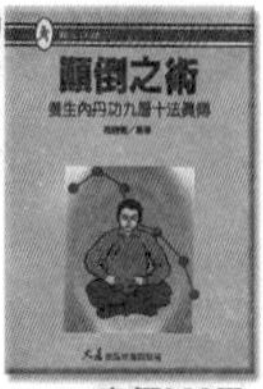
定價360元

21 簡明氣功辭典
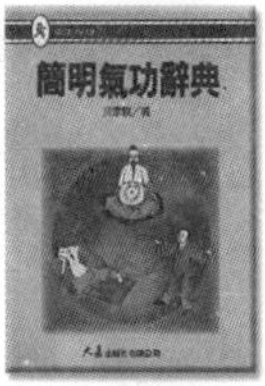
定價360元

22 八卦三合功
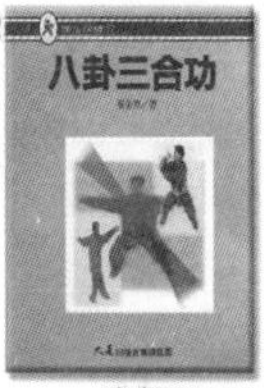
定價230元

23 硃砂掌健身養生功
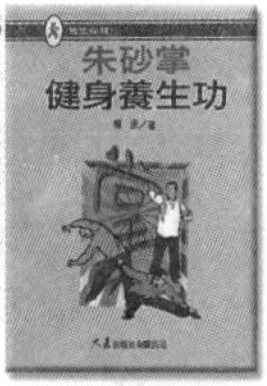
定價250元

24 抗老功
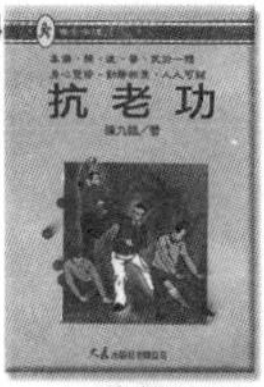
定價230元

25 意氣按穴排濁自療法
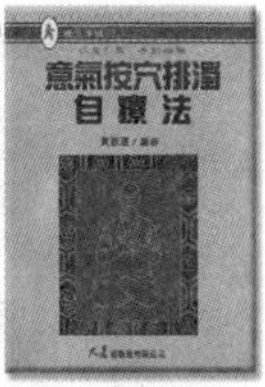
定價250元

27 健身祛病小功法
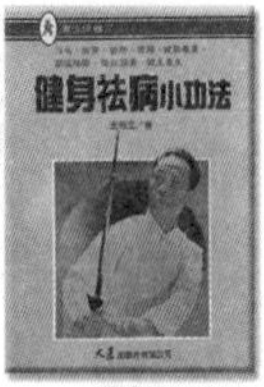
定價200元

28 張氏太極混元功
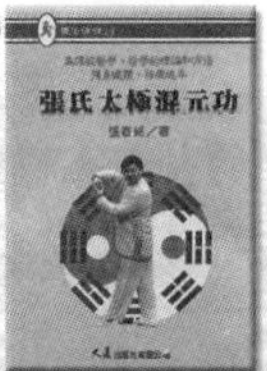
定價250元

29 中國璇密功
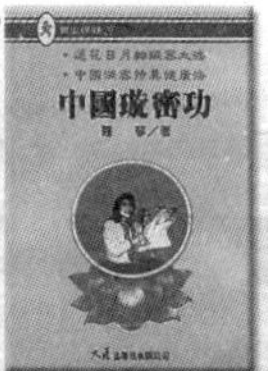
定價250元

30 中國少林禪密功
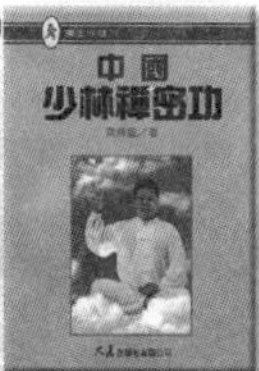
定價200元

31 郭林新氣功
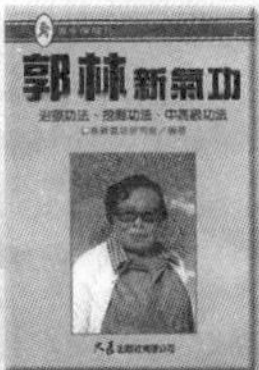
定價400元

32 八卦之源與健身養生
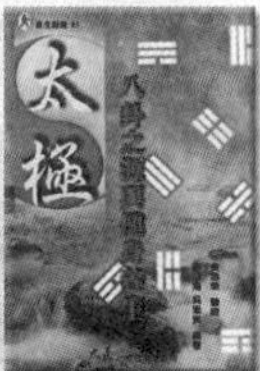
定價280元

33 現代原始氣功 1
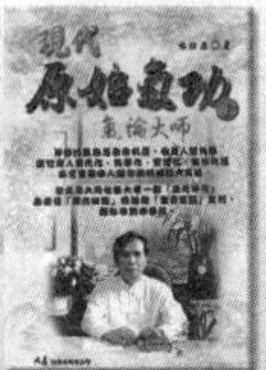
定價400元

國家圖書館出版品預行編目資料

防止老化的身體改造訓練 / 古賀富貴子 等著，林庭語 譯
—初版—臺北市：大展 ， 2005【民94】
面 ； 21公分 —（快樂健美站；10）
譯自：老化を防止するカラダ改造トレーニング
ISBN957-468-362-1（平裝）
1.老化防治 2.運動與健康

411.18 93024126

防止老化的身體改造訓練

ISBN 957-468-362-1

編著者 / 古賀富貴子 等
譯　者 / 林庭語
發行人 / 蔡森明
出版者 / 大展出版社有限公司
社　址 / 台北市北投區（石牌）致遠一路2段12巷1號
電　話 /（02）28236031・28236033・28233123
傳　真 /（02）28272069
郵政劃撥 / 01669551
網　址 / www.dah-jaan.com.tw
E-mail / service@dah-jaan.com.tw
登記證 / 局版臺業字第2171號
承印者 / 弼聖彩色印刷有限公司
裝　訂 / 協億印製廠股份有限公司
排版者 / 順基國際有限公司
初版1刷 / 2005年（民94年）3月

定價 / 280元

大展好書　好書大展
品嘗好書　冠群可期

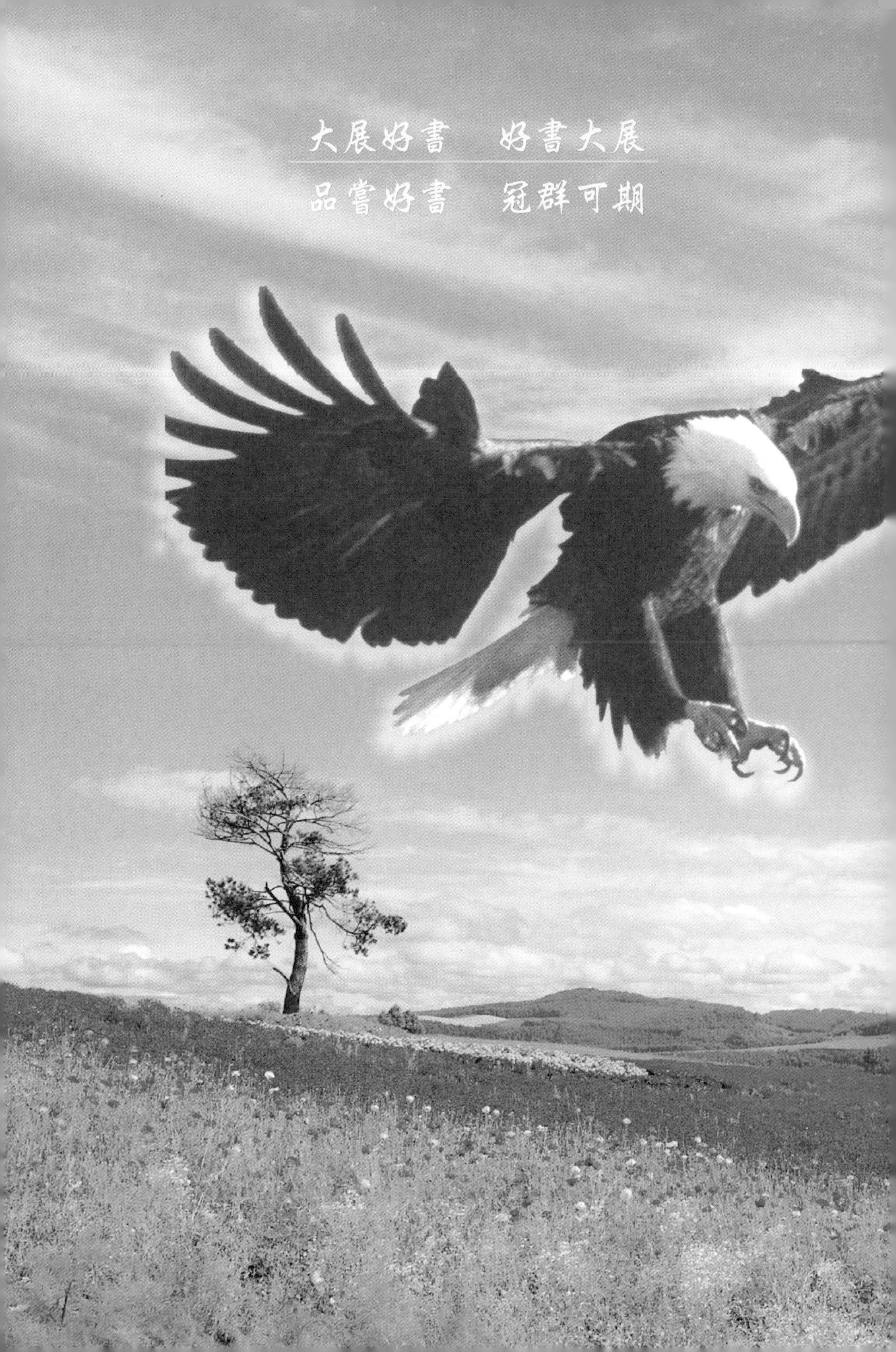
大展好書　好書大展
品嘗好書　冠群可期